tai-chi

D0308178

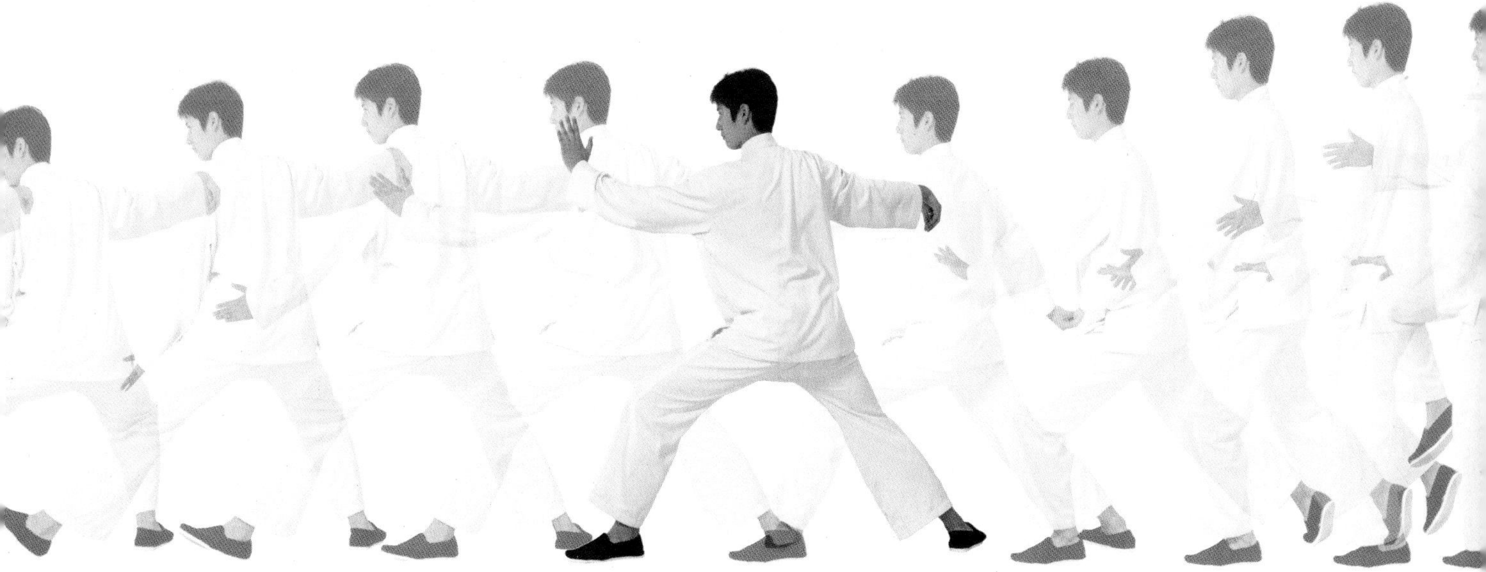

tai-chi

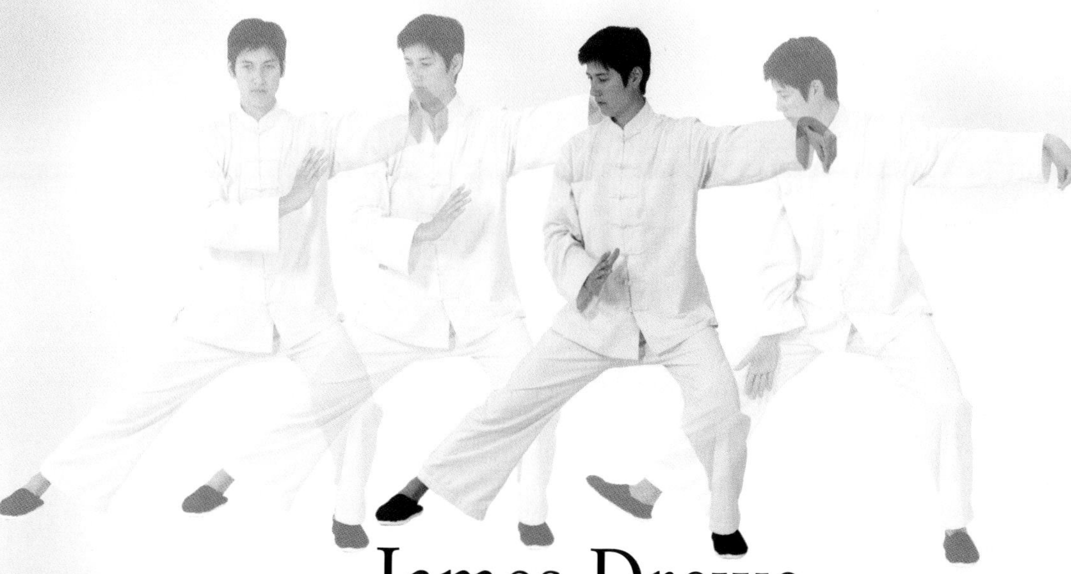

James Drewe

traduit de l'anglais par Marie de Prémonville

Broquet

97-B, Montée des Bouleaux, Saint-Constant, Qc, Canada, J5A 1A9
Tél. : (450) 638-3338 / Télécopieur : (450) 638-4338
Site Internet : www.broquet.qc.ca / Courriel : info@broquet.qc.ca

CATALOGAGE AVANT PUBLICATION DE LA BIBLIOTHÈQUE NATIONALE DU CANADA

Drewe, James

Tai-Chi

(En mouvement)
Traduction de : *T'ai Chi.*
Comprend un index.

ISBN 2-89000-623-9

1. Tai chi chuan. I. Titre. II Collection : En mouvement (Saint-Constant, Québec).

RM727.T34D7314 2003 613.7'148 C2003-941198-2

Pour l'aide à la réalisation de son programme éditorial, l'éditeur remercie :
Le Gouvernement du Canada par l'entremise du Programme d'Aide au Développement de l'Industrie de l'Édition (PADIÉ) ;
La Société de Développement des Entreprises Culturelles (SODEC) ;
L'Association pour l'Exportation du Livre Canadien (AELC).
Le Gouvernement du Québec - Programme de crédit d'impôt pour l'édition de livres - Gestion SODEC.

Pour la version en langue anglaise :
Ce livre a été publié sous le titre *T'ai Chi*
par Connections Book Publishing Limited
et Axis Publishing Limited, Londres, 2002.
Conception : Axis Publishing Limited.
Textes et images : Copyright © Axis Publishing Limited, 2002.

Pour la version en langue française :
Broquet Inc.
Copyright © Ottawa 2003
Dépôt légal - Bibliothèque nationale du Québec
3e trimestre 2003
Pour la France : Copyright © Les Presses du Châtelet

Imprimé à Singapour.

ISBN : 2-89000-623-9

Tous droits de traduction totale ou partielle réservés pour tous les pays. La reproduction d'un extrait quelconque de ce livre, par quelque procédé que ce soit, tant électronique que mécanique, en particulier par photocopie, est interdite sans l'autorisation écrite de l'éditeur.

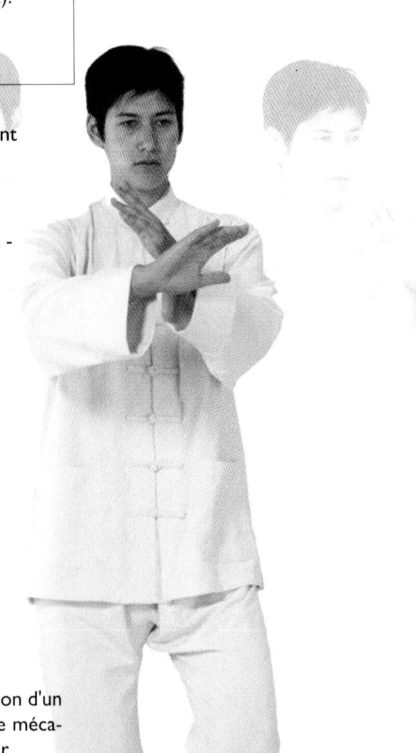

tai-chi

table des matières

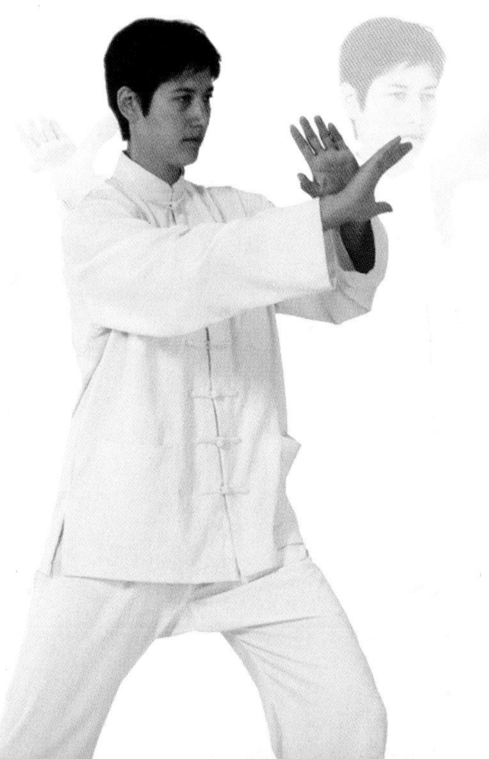

introduction 6

préparation au tai-chi 21

postures 1 à 8 35

postures 9 à 16 67

postures 17 à 24 99

index 126

introduction

Voici un guide à l'intention de tous ceux qui désirent apprendre les bases du tai-chi dans sa forme simplifiée en 24 séquences, dite « forme de Pékin ». L'appellation « tai-chi-chuan », abrégée en « tai-chi », pourrait se traduire par « la boxe du faîte suprême » ou par « la voie vers l'harmonie suprême ». La plupart des Occidentaux pratiquant le tai-chi le font essentiellement pour se détendre, mais cet art comporte également une dimension d'autodéfense. Un bon cours de tai-chi ne négligera pas cet aspect, car il est nécessaire de comprendre la finalité d'un mouvement pour diriger correctement le flux d'énergie à travers le corps. Quand cette discipline est-elle apparue ? On suppose qu'elle a atteint une forme proche de la forme actuelle autour des XVIIIe et XIXe siècles. Le tai-chi se décline en de nombreuses variantes : le style Chen, le style Yang, le style Wu, le style Sun et le style Hao notamment, du nom des familles qui ont créé ces modes respectifs. À l'heure actuelle, le tai-chi Yang est sans doute le plus populaire, suivi de près par le tai-chi Chen.

pourquoi pratiquer le tai-chi ?

Le tai-chi produit des effets bénéfiques sur la santé. Selon les Chinois, toute forme de vie est traversée par une énergie vitale appelée « chi » ou « qi » ; notre état de santé serait déterminé par la quantité de chi parcourant notre corps. Cette théorie recoupe les principes de l'acuponcture, selon lesquels un ensemble de canaux – ou méridiens – guide les flux d'énergie à travers le corps ; l'état de ces canaux et des organes correspondants conditionne le bien-être de l'individu. Si vous souffrez de stress, le courant de chi se trouvera bloqué, et vous vous fatiguerez facilement, vous serez plus sensible aux problèmes physiques tels que troubles intestinaux, maux de tête, mauvaise circulation sanguine ou hypertension. Le tai-chi a pour but de libérer les tensions, de détendre les muscles, de dénouer les articulations, afin que le chi circule avec fluidité à travers le corps. Il permet de retrouver la vitalité et facilite la relaxation.

Cependant, l'action du tai-chi est plus large. À mesure que le corps se détend et se laisse traverser par le chi, l'énergie s'accumule dans le « Tan Tien » – situé à l'intérieur de l'abdomen, à un tiers de profondeur, environ cinq centimètres sous le niveau du nombril. Le Tan Tien joue le rôle d'entrepôt de chi. Ce sont cette production et cette accumulation d'énergie qui font du tai-chi une discipline tonifiante et source d'endurance.

puis-je me faire mal en pratiquant le tai-chi ?

Tant que vous ne pousserez pas l'exercice du tai-chi jusqu'à la compétition acharnée, vous courrez peu de risques de vous blesser. Le désagrément le plus courant du tai-chi est une douleur aux genoux ; c'est pourquoi il est important de débuter avec un professeur qualifié, avant de prendre de mauvaises habitudes. Si vous tentez de pratiquer le tai-chi sans enseignant, pour éviter tout risque, ne laissez jamais le genou pencher vers l'intérieur, vers l'extérieur, ou au-delà de la ligne des orteils.

pratiquer seul ou à plusieurs

Il est indispensable de faire appel à un professeur compétent pour apprendre le tai-chi, car la plupart des débutants n'ont pas conscience de leur posture, de leur équilibre, et beaucoup ne savent pas comment se détendre. Cependant, vous pouvez vous entraîner chez vous à ressentir les mouvements. Veillez seulement à reproduire les postures aussi fidèlement que possible. Il n'y a pas de durée minimum requise pour une séance du tai-chi. Ayez une pratique aussi fréquente que possible, mais jamais au point d'être fatigante.

La pratique collective est motivante et aide à se remémorer certains mouvements. Cependant, attention à respecter le rythme de chacun et à ne pas adopter de mauvaises postures. Seul, vous vous rendrez compte de votre capacité à comprendre les mouvements sans l'exemple d'un tiers. Il est recommandé de varier les approches, c'est-à-dire de s'exercer seul et en groupe.

Ne craignez pas de vous tromper dans les postures. Mieux vaut se tromper que ne pas pratiquer du tout. C'est par la voie de l'erreur que l'on accède aux mouvements corrects. Cependant, restez toujours conscient du fait que votre corps n'est peut-être pas dans la bonne position, de manière à vous corriger.

les bienfaits du tai-chi

Le tai-chi vous apprend à bien placer votre corps, de telle sorte que l'énergie circule sans entrave. Les effets bénéfiques sont divers : on se sent mieux, tant physiquement que mentalement, on parvient à se détendre, on améliore sa coordination, on a trouvé un moyen d'évacuer le stress et la tension, on se sent solide et en relation plus directe avec le monde environnant. Les muscles gagnent en tonicité, la posture générale et l'équilibre s'améliorent, les maladies se font plus rares car le flot accru d'énergie renforce l'organisme. Comme le corps est échauffé, certains problèmes physiques sont susceptibles de disparaître. On se sent calme mais vif, confiant, apte à prendre des décisions.

À la différence d'autres activités, qui peuvent vous laisser fatigué et nécessiter du repos, le tai-chi revigore et détend. En effet, le tai-chi incorpore des exercices qui aident à maîtriser et à développer le chi, au lieu de faire travailler seulement les muscles.

l'énergie à l'intérieur du corps

CHI OU QI Le flux d'énergie vitale se manifeste d'abord par une sensation de chaleur dans les paumes des mains et dans les doigts, accompagnée parfois de picotements ou de gonflement, comme si les mains avaient grossi. À mesure que l'on se détend, cette sensation gagne les pieds, éventuellement l'ensemble du corps.

L'ESPRIT Pendant une séance de tai-chi, l'esprit doit être calme et détendu. Cela paraîtra sans doute difficile aux débutants, contraints de surveiller en permanence leur posture, leurs mouvements, de coordonner bras, jambes, mains, orteils, rotations du corps et transferts de poids, de contrôler la direction de leur regard. Voilà pourquoi il est si important de répéter inlassablement les mouvements, afin que l'intelligence spécifique du corps (distincte de celle de l'esprit) les mémorise et qu'ils finissent par devenir instinctifs.

LA RESPIRATION Durant l'apprentissage du tai-chi, la respiration adaptée se mettra automatiquement en place. Pour commencer, il est préférable de ne pas assigner à chaque mouvement un sens de respiration (inspiration ou expiration), car cela risque de devenir une contrainte. Cependant, une fois que vous serez familiarisé avec une série, la respiration correspondant à chaque geste vous semblera évidente. En général, à quelques exceptions près, on inspire sur les mouvements yin (contraction) et l'on expire sur les mouvements yang (extension). Toutefois, concentrez-vous d'abord sur l'exercice lui-même – la conscience du yin et du yang viendra avec l'expérience.

LE REGARD C'est un des moyens de guider l'énergie à travers le corps. Dans de nombreuses séries, le regard joue un rôle important, qu'il s'agisse de le porter dans une direction précise ou de le fixer sur la main lors d'un mouvement. Selon les Chinois, celui-ci participe au « Yi » (« intention » d'un mouvement), c'est-à-dire à l'afflux d'énergie vers une partie spécifique du corps. Le regard pourra servir d'appui, par exemple pour pousser un objet imaginaire.

L'AUTODÉFENSE Ne négligez pas la finalité première du tai-chi : l'autodéfense. Vous percevrez mieux l'intention des mouvements, leurs mécanismes et la circulation de l'énergie à travers votre corps.

le rôle de la taille – pivot du corps

En tai-chi, on dit que « l'énergie est initiée par les pieds, puis canalisée par la taille et, enfin, manifestée par les mains ». La taille est un point central : elle répercute les mouvements des pieds vers les mains. Par exemple, si vous tendez les deux bras vers la droite, la taille aura pivoté dans cette direction quelques secondes auparavant. Le terme « taille » désigne ici le Tan Tien qui, comme une sphère qui roulerait sur elle-même à l'intérieur de votre corps, induit le mouvement des bras. Ainsi, le poids du corps se déplace sans heurts autour de ce pivot.

ouverture et fermeture

Si la taille articule l'ensemble du corps, les bras et les jambes ont également leur système de « respiration ». Ainsi, les coudes régissent les mouvements des bras. Lorsqu'un coude s'éloigne de l'autre, on dit qu'on « ouvre » de ce côté ; lorsqu'il le rejoint, on « ferme » de ce côté. En ce qui concerne les jambes, l'ouverture et la fermeture sont gouvernées par le kua, ou « fente inguinale ». Il s'agit de ce pli à l'endroit où la cuisse rencontre le bassin. Si l'on se tient debout, pieds joints, et que l'on fait pivoter un genou sur le côté sans tourner le reste du corps, alors on ouvre le kua.

Lorsqu'on est plus expérimenté, l'ouverture et la fermeture sont commandées par ce qu'on appelle les « arcs » des bras et des jambes (voir page 14). Par exemple, on aura la sensation que les deux mains, de chaque côté du corps, sont reliées par une ligne courbe invisible qui passe par le bout des doigts d'une main, remonte le long du bras, traverse les épaules et redescend le long de l'autre bras, jusqu'aux dernières phalanges de la main. Quand les mains se rejoignent, on aura l'impression de tirer sur les extrémités d'un arc en bois. Autrement dit, il s'agit d'éprouver le long de la ligne doigts-épaules-doigts une force similaire à celle d'un arc bandé avant de lancer une flèche.

Dans les actions de fermeture, alors que les paumes des mains se rapprochent, conservez cette sensation de connexion des mains et de force contenue, de sorte que si vous tendiez les bras devant vous, et que quelqu'un en face poussait contre l'une de vos mains, vous percevriez cette pression également dans l'autre main, car l'énergie circulerait dans le dos.

Vous percevrez ces mêmes sensations dans les jambes, liées par le bassin.

connexions

Le corps se meut autour de trois axes principaux :

1. l'axe haut/bas

2. l'axe gauche/droite

3. l'axe avant/arrière

Chaque mouvement dans une direction a des répercussions sur la partie du corps opposée. Cela signifie que, lorsque l'on pousse le poignet loin devant soi, on ressent simultanément le haut du dos pousser vers l'arrière. Cette extension arrière n'est pas forcément visible, mais rend manifeste le lien entre le poignet et le dos.

SENTIR LES MOUVEMENTS DE L'INTÉRIEUR
Bien que les mouvements du tai-chi puissent sembler faciles, des années de pratique sont parfois nécessaires pour intégrer leurs principes internes.

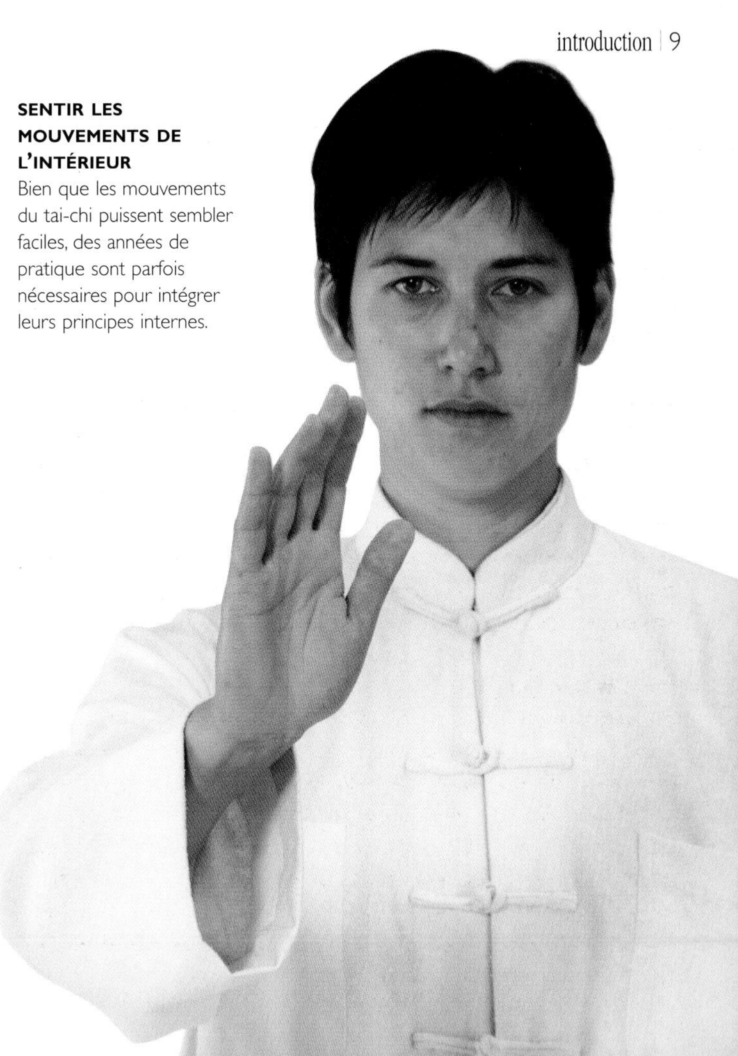

POSTURES DES MAINS

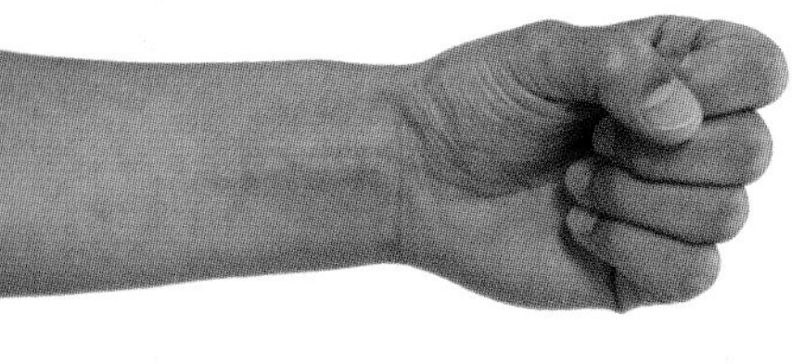

LE POING TAI-CHI
En tai-chi, le poing n'est jamais complètement fermé. L'énergie y circule librement et se concentre au creux de la main.

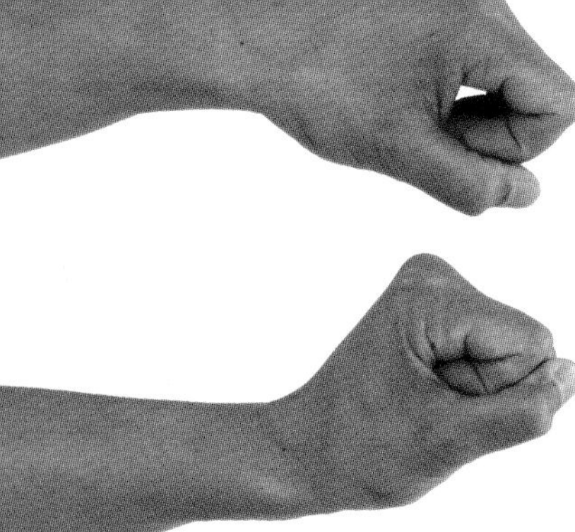

LE BON POING
Le creux des doigts forme une cavité appelée « œil » du poing. Le dos de la main est dans l'alignement de l'avant-bras.

LE MAUVAIS POING
Un poing trop serré bloque l'énergie, ce qui nuit à l'ensemble de la posture et du mouvement.

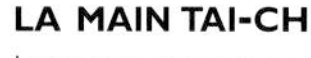

LA MAIN TAI-CHI
Lorsque vous ne vous trouvez dans aucune posture spécifique, écartez un peu les doigts et arrondissez la paume, comme si elle reposait sur un ballon. Le chi circulera ainsi sans entrave.

relaxation, douceur et travail des muscles

Tout mouvement de tai-chi s'effectue dans la douceur et la détente. La tension ou la contraction raccourcissent les muscles et raidissent l'ensemble du corps. En tai-chi, « se détendre » signifie « laisser les muscles s'allonger » – c'est-à-dire créer une extension dans une direction précise. De nombreux mouvements, l'ouverture des bras, par exemple, ont pour objectif d'étirer les membres, voire le corps entier.

La plupart des débutants éprouvent des difficultés à détendre les épaules. Lorsqu'on y parvient, l'intégralité de la posture connaît un profond changement, car les connexions se réalisent mieux. Il est souvent utile de penser à détendre les omoplates, plutôt que les épaules elles-mêmes. Ainsi, dans les mouvements de poussée en avant, poussez les omoplates en arrière, de sorte qu'elles s'élargissent ; vous sentirez les muscles des bras s'allonger.

Le tai-chi utilise une partie particulière du muscle : les fibres à contraction lente, utiles pour les exercices longs et peu violents, par opposition aux fibres à contraction rapide, nécessaires aux exercices éprouvants et de courte durée. Le tai-chi privilégie donc la régularité et l'endurance.

le yin et le yang

Chaque mouvement possède une dominante yin ou yang, même s'il mêle ces deux qualités. Sont dits yin les mouvements dirigés vers l'intérieur ou nécessitant une contraction. L'ouverture du corps, sur les côtés ou vers le haut, caractérise les mouvements yang. Le yin s'achève toujours en yang, et vice versa – c'est pourquoi l'on parle de « respiration ». Le centre du corps, c'est-à-dire le Tan Tien, sert de poumon à cette respiration du corps : il est le point d'articulation des mouvements ; chaque membre du corps possède également son système de respiration.

Le tai-chi consiste donc en une alternance de mouvements yin et yang. Par exemple, les bras se tendent avant de se replier, s'ouvrent sur les côtés, puis reviennent à leur position initiale, effectuent des rotations (ou « spirales ») dans un sens ou dans l'autre. Le dos, par le biais des omoplates, s'élargit ou se rétracte à chaque mouvement. Le poids du corps, grâce aux jambes, bascule tantôt vers l'avant, tantôt vers l'arrière. Et si les genoux réalisent des « spirales », le kua s'ouvre d'un côté tout en se fermant de l'autre, puis l'inverse. Lorsque toutes ces successions de mouvements yin et yang se produisent simultanément, on a l'impression que c'est tout le corps qui « respire ».

GLISSER LE TALON

Voici le mouvement effectué par le pied arrière lorsqu'on veut se placer en posture d'Arc. Le poids du corps repose à 70 % sur le pied avant, qui reste fixe, afin de permettre au pied arrière de changer d'orientation. Glissez le talon vers l'extérieur, tandis que les orteils se dirigent dans le sens opposé ; les demi-pointes servent de pivot, comme si la boule située sous le gros orteil roulait sur elle-même. Vous faites ainsi pivoter le pied, le genou (qui, souple et fléchi, porte une partie du corps) et le corps tout entier.

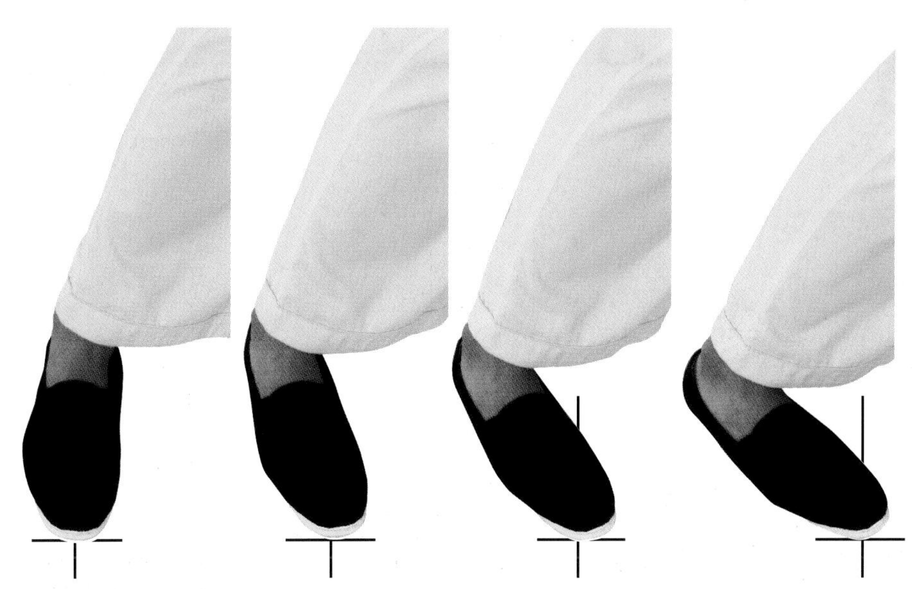

la posture de base, debout

Votre capacité de relaxation dépendra de votre posture. Par exemple, si vous penchez constamment le haut du corps en avant, les muscles du dos et du bassin ne peuvent se détendre. Efforcez-vous donc de vous tenir droit. Imaginez une pile d'assiettes : si l'on ne veut pas qu'elle bascule, il faut qu'elle soit bien verticale.

1. Tenez-vous debout et droit, les jambes légèrement écartées. Le poids du corps, également réparti entre la gauche et la droite, repose sur le centre des pieds.

2. Décontractez les pieds, tout particulièrement les cous-de-pied, et étirez les orteils devant vous. Puis posez-les à plat sur le sol.

3. Passez en revue chaque articulation à tour de rôle, en partant des chevilles et en remontant. Détendez consciencieusement tout le corps. Les genoux ne sont ni fléchis, ni bloqués.

4. Relâchez légèrement le bassin, de sorte à vous reposer sur les cuisses et à décontracter la taille et l'abdomen. Vous devez ressentir une connexion entre les omoplates et les pieds (essayez de sentir le poids des omoplates tomber dans les pieds). Laissez les épaules s'ouvrir, afin de détendre les muscles du dos et du torse.

5. Les mains pendent le long du corps ; leur poids tire les bras vers le bas, ce qui détend épaules, coudes et poignets.

6. Afin de redresser le corps à la verticale, détendez la nuque depuis la septième vertèbre cervicale (la plus saillante, juste au-dessus de la ligne des épaules) jusqu'à la vertèbre Atlas, première vertèbre cervicale, qui relie le crâne et la colonne, à l'arrière de la tête. Le relâchement de la nuque fera automatiquement monter le sommet du crâne (le sinciput).

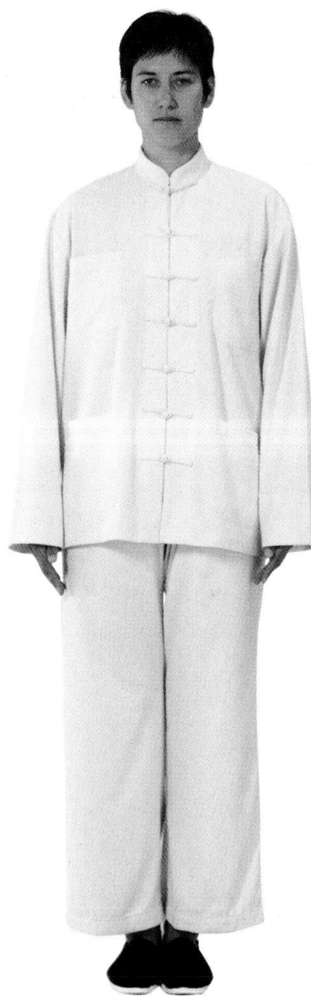

LES RÈGLES DE LA POSTURE DE BASE DU TAI-CHI :

- Détendre la nuque afin que le sinciput remonte
- Décontracter le torse et redresser le dos
- Décontracter la taille et le bas du dos, de sorte que le coccyx se trouve dans l'axe de l'ensemble du corps
- Relâcher les hanches, le bassin
- Détendre les épaules (omoplates) et les coudes
- Laisser pendre les doigts le long du corps, afin que le bras s'allonge
- Garder la colonne vertébrale rectiligne, mais sans aucune tension

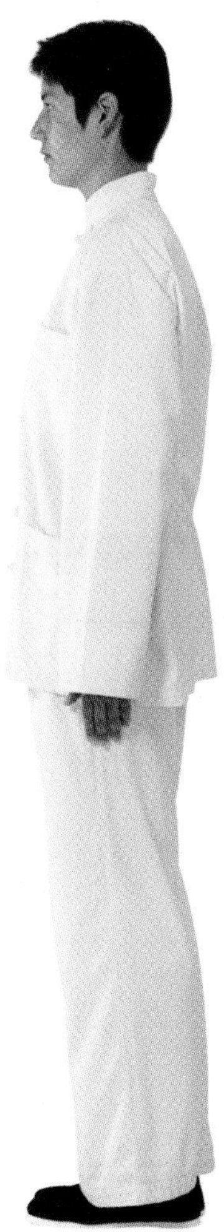

ERREURS DE POSTURE

1. Nuque inclinée

2. Sommet du crâne non aligné avec le reste du corps

3. Épaules levées, omoplates contractées

4. Coudes non relâchés, qui soulèvent les épaules

5. Colonne vertébrale affaissée, n'assurant pas la connexion entre le haut et le bas du corps

6. Torse avachi

7. Basculement du bassin vers l'avant, de sorte que le bas du dos se trouve déconnecté du reste du corps (taille instable)

8. Fesses saillantes

9. Hanches non alignées

10. Buste en arrière

11. Genoux bloqués (en hyper-extension)

12. Plante des pieds en contact discontinu avec le sol. (À ne pas confondre avec la surélévation des talons dans certains mouvements – par exemple : La grue blanche déploie ses ailes – ou avec le décollement des orteils du sol – comme dans Jouer du pipa.)

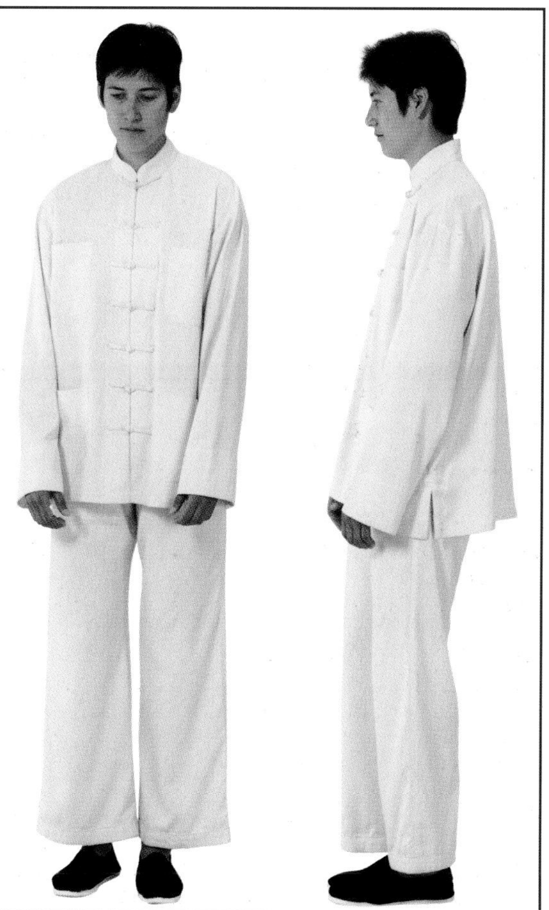

postures clés

l'arc des bras

Pour un bon équilibre, le corps doit être toujours centré. Ainsi, si vous fléchissez les jambes, vos bras resteront aussi souples et mobiles l'un que l'autre. Baissez les épaules, afin de permettre la connexion des deux bras et des deux épaules au niveau de la colonne vertébrale. Lorsque les bras sont ballants, on doit toujours voir un espace sous les aisselles. Les bras dessinent ainsi une courbe douce. En règle générale, les coudes resteront en dessous de la ligne des épaules et l'articulation du coude ne formera jamais un angle inférieur à 90 degrés (excepté dans quelques postures, comme Brosser le genou, le Pas de côté, ou encore Reculer et repousser le singe). De cette manière, vous assurerez la connexion coude-poignet et vous détendrez les épaules. Décontractez et ne pliez pas les poignets, afin que la connexion avec les doigts soit correcte. Les paumes sont légèrement concaves, comme si elles tenaient un ballon.

l'arc des jambes

Rentrez les fesses et le coccyx. Ainsi, la colonne vertébrale se redresse, le cou s'étire, le bassin et le haut du corps se connectent aux jambes. Il ne doit pas y avoir de pression au niveau de l'abdomen. Dans la posture dite de l'Arc (voir page 15), l'arc le plus visible est celui des jambes.

postures

On partira toujours de la position de base, décrite pages 12-13, avant d'adopter une posture particulière. Les principes qui viennent d'être cités seront appliqués à chaque changement de posture.

Il est important d'avoir conscience de la répartition du poids du corps dans la posture choisie. Dans la position de base, il y a répartition uniforme ; dans les autres attitudes, il y a transfert du poids vers la jambe pliée, comme si celle-ci était emplie d'eau et l'autre vide – quand on passe d'une posture à une autre, l'eau coule d'une jambe à l'autre. En général, 60 à 70 % du poids du corps repose sur une jambe.

LE PAS SUSPENDU

Un seul pied supporte entièrement le poids du corps, l'autre étant replié contre la cheville du pied porteur, pointant vers le bas. Les orteils ne sont pas nécessairement en suspens – ils peuvent entrer en contact avec le sol, à côté de l'autre pied. Il ne s'agit là que d'une étape d'un mouvement : la plupart du temps, le pied « vide » est en train de faire un pas, ou bien sur le point de frapper.

ATTENTION : Certains ont tendance à transférer le poids du corps sur les orteils du pied à terre ; c'est une erreur à éviter.

POSTURE DE L'ARC

La jambe avant, fléchie, soutient 60 à 70 % du poids du corps. La jambe arrière est très légèrement pliée, comme un arc au repos. Le pied arrière, fermement plaqué au sol, forme un angle de 45 degrés avec l'axe du pied avant. Séparez nettement les pieds – imaginez que vous marchez sur une ligne de chemin de fer, un pied sur chaque rail, l'un placé plus en avant.

ATTENTION : beaucoup de débutants rapprochent trop les pieds et soulèvent le petit orteil du pied arrière.

Vous trouverez des exemples de la posture de l'Arc dans Séparer la crinière du cheval, Pas de côté et Saisir la queue de l'oiseau.

POSTURES VIDES

La posture du Pas suspendu peut être qualifiée de « posture vide », car l'une des jambes ne supporte pas le poids du corps, comme si elle était « vide ». Cependant, il est d'usage de limiter cette expression aux postures où l'on étend une jambe en avant, talon ou orteils, voire plante du pied, en contact avec le sol ; la jambe d'appui est fléchie, le genou de la jambe avant légèrement plié.

ATTENTION : la plupart des débutants penchent à tort le corps vers l'arrière.

La grue blanche déploie ses ailes, Jouer du pipa et Reculer et repousser le singe fournissent des exemples de cette posture.

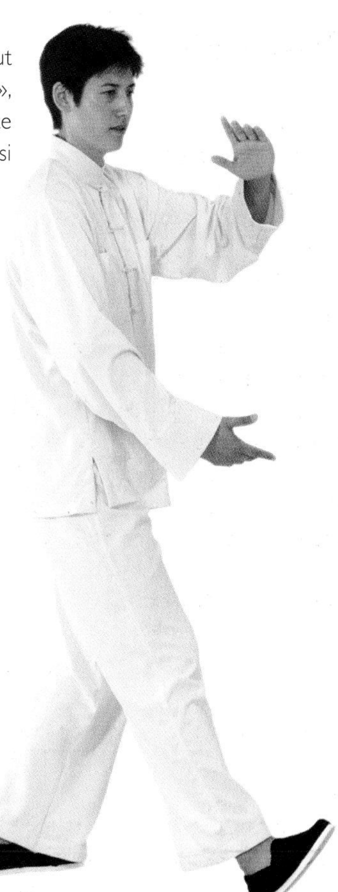

peng ying

Cette expression se traduit sommairement par « énergie contenue ». Imaginez que vous vous trouvez dans un grand ballon de baudruche, qui représenterait le Peng Ying : si quelqu'un tente de vous pousser, il aura l'impression de toucher quelque chose d'élastique, qui cède sous la pression tout en restant ferme. Lorsque vous adoptez une bonne posture, votre corps devient étonnamment puissant ; par exemple, si l'on vous pousse, vous aurez l'impression que rien ne se passe, quelle que soit la force employée par l'adversaire. En effet, la solidité des connexions (cf. pages 8-9) rend le corps quasiment indifférent aux contraintes extérieures, comme si l'énergie de l'adversaire traversait votre pied arrière et ne parvenait qu'à pousser la terre sous vos pieds. Le Peng Ying requiert force et souplesse.

PASSAGE D'UNE POSTURE D'ARC GAUCHE, À UNE POSTURE D'ARC DROIT

Ce mouvement est utilisé dans des séries telles que Séparer la crinière du cheval, Brosser le genou ou Pas de côté.

Orientez-vous vers l'ouest, le pied gauche en avant, le poids du corps sur le pied droit. Soulevez les orteils du pied gauche et dirigez-les vers le sud-ouest, jusqu'à ce que vous fassiez face au sud-ouest. Basculez alors le poids du corps en avant, par-dessus le pied gauche.

Avancez le pied droit jusqu'au pied gauche (position intermédiaire du Pas suspendu), puis posez-le devant vous, orteils pointés vers l'ouest, tout en veillant à écarter les jambes, comme si vous marchiez sur des rails. Le pied droit ne supporte aucun poids (posture vide).

Faites basculer le poids du corps vers l'avant, sur le pied droit. Votre pied gauche se placera selon un angle de 45 degrés par rapport à l'axe du pied avant, car vous l'aviez avant positionné vers le sud-ouest.

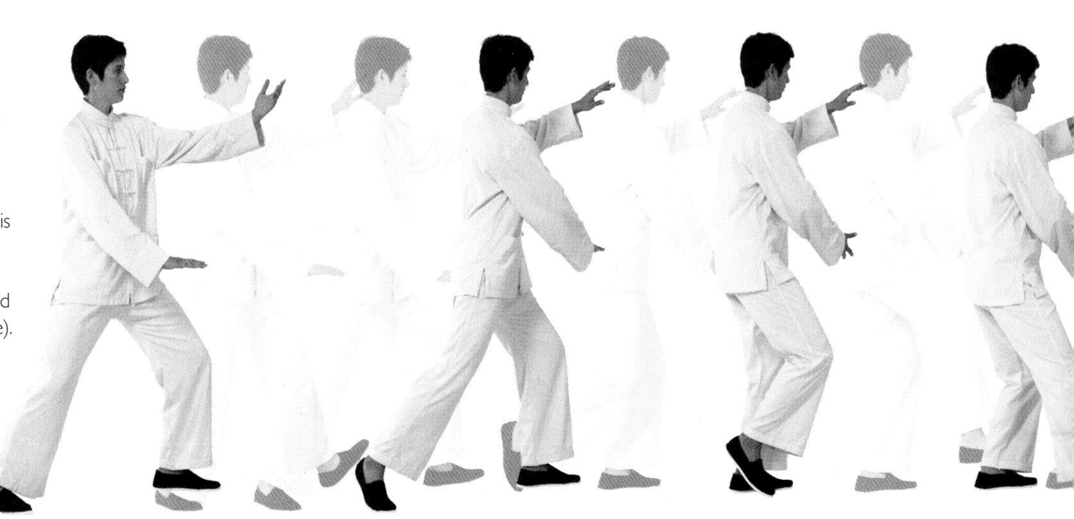

N'oubliez pas que tous les mouvements doivent être accomplis dans un état de relaxation, sans résistance, avec douceur et légèreté. Procédez par gestes fluides, circulaires ou courbes.

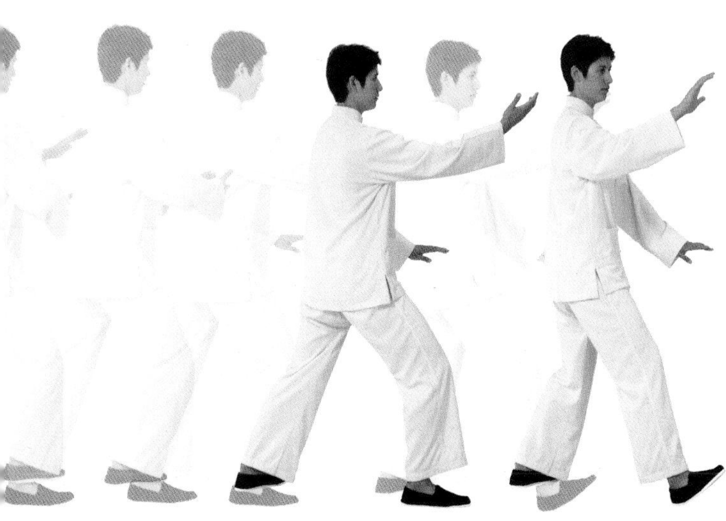

PENDANT LA PRATIQUE

1. Fixez votre attention sur chaque mouvement. Vous décuplerez ainsi les résultats de l'exercice.

2. Tous les mouvements seront détendus, réalisés lentement, avec douceur et fluidité. Chacun se fond dans le suivant en un flot continu, sans pauses apparentes, comme « un fil de soie que l'on dévide d'un cocon ». Le « cocon » est votre « centre » : tirez trop fort sur le fil de soie, et il rompra.

3. Coordonnez le regard, la tête, le tronc, les bras, les mains, les jambes et les pieds. La taille – ou plutôt le Tan Tien – initie les mouvements de chaque membre et joue le rôle de charnière, d'axe central. De cette façon, les mouvements du corps sont tous liés entre eux.

4. N'oubliez pas de respirer – ce qui est difficile, lorsqu'on se concentre intensément sur sa posture. Chaque inspiration sera longue et profonde, et s'harmonisera naturellement avec les mouvements effectués.

5. Pratiquez une à plusieurs fois par jour, suffisamment pour vous sentir entraîné, mais pas fatigué.

6. Une série complète prend quatre à six minutes.

noms des postures

La forme simplifiée en 24 séquences du tai-chi Yang constitue une série complète, qui peut s'exécuter sans interruption. Lorsque vous maîtriserez les mouvements de base, essayez de réaliser la totalité de la série en une seule fois, sans marquer de pause. Accomplie correctement, elle durera quatre à six minutes. La liste suivante indique la direction finale de chaque position, en fonction des points cardinaux.

direction	forme
nord	**1.** Posture de départ
ouest	**2.** Séparer la crinière du cheval
ouest	**3.** La grue blanche déploie ses ailes
ouest	**4.** Brosser le genou et Pas de côté
ouest	**5.** Jouer du pipa (La Garde)
est	**6.** Reculer et repousser le singe
ouest	**7.** Saisir la queue de l'oiseau à l'ouest (gauche)
est	**8.** Saisir la queue de l'oiseau à l'est (droite)
ouest	**9.** Simple fouet
nord	**10.** Mouvoir les mains comme les nuages
ouest	**11.** Simple fouet
ouest	**12.** Caresser l'encolure du cheval

direction	forme
ouest/nord-ouest	**13.** Séparer les mains et Coup de pied droit
nord-ouest	**14.** Frapper les oreilles de l'adversaire avec les poings
sud-sud-est	**15.** Se retourner et Donner un coup de tranchant du pied gauche
est	**16.** Le Serpent qui rampe et le Faisan doré sur la patte gauche
est	**17.** Le Serpent qui rampe et le Faisan doré sur la patte droite
sud-est et nord-est	**18.** La fille de jade lance la navette à droite et à gauche
est	**19.** L'Aiguille au fond de la mer
est	**20.** Déployer l'éventail
ouest	**21.** Se retourner, Balayer le lotus, Avancer d'un pas et Coup de poing
ouest	**22.** Fermeture apparente
nord	**23.** Croiser les mains
NORD	**24.** Fermeture et Fin de l'enchaînement

comment utiliser cet ouvrage

Les illustrations utilisées dans cet ouvrage ont été spécialement conçues pour décomposer le déroulement de chaque exercice – et non quelques gestes clés uniquement. Chaque série de photographies occupe la largeur d'une double page, indiquant la progression sûre et fluide du mouvement. Les légendes explicitent les gestes, afin de pratiquer chaque enchaînement en toute confiance. Enfin, la ligne en bas de page signale les phases de respiration et les changements de posture. Comme mentionné précédemment, le rythme de respiration se calquera naturellement sur chaque mouvement, avec inspiration dans la phase yin et expiration dans la phase yang.

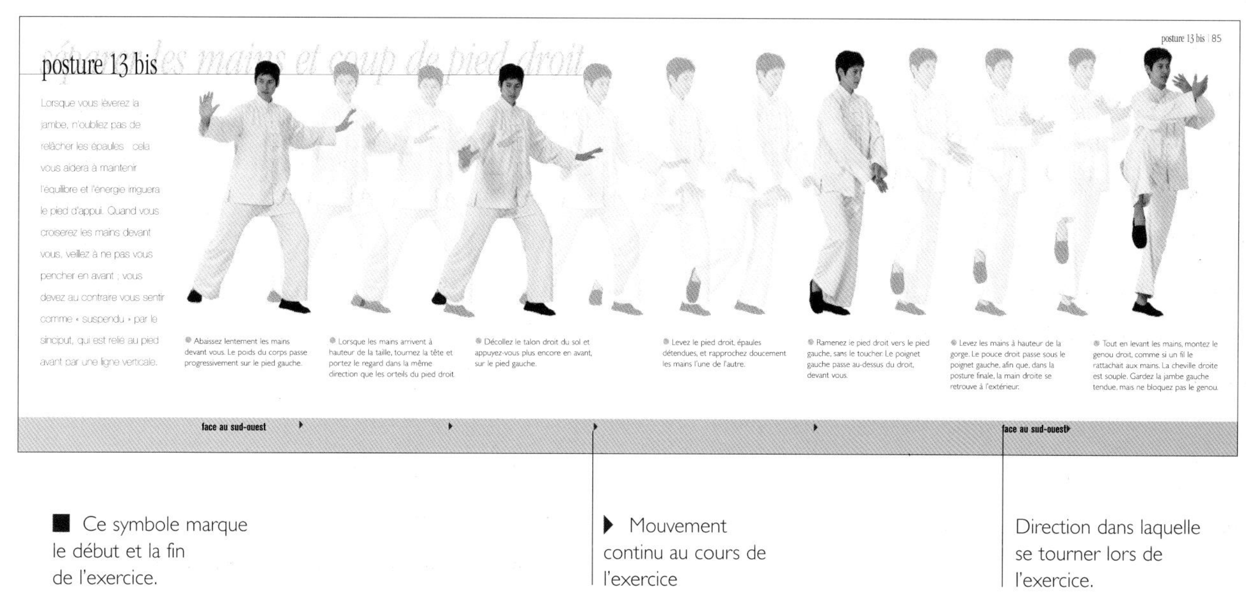
posture 13 bis | 85

posture 13 bis

Lorsque vous lèverez la jambe, n'oubliez pas de relâcher les épaules : cela vous aidera à maintenir l'équilibre et l'énergie irriguera le pied d'appui. Quand vous croiserez les mains devant vous, veillez à ne pas vous pencher en avant ; vous devez au contraire vous sentir comme « suspendu » par le sinciput, qui est relié au pied avant par une ligne verticale.

- Abaissez lentement les mains devant vous. Le poids du corps passe progressivement sur le pied gauche.
- Lorsque les mains arrivent à hauteur de la taille, tournez la tête et portez le regard dans la même direction que les orteils du pied droit
- Décollez le talon droit du sol et appuyez-vous plus encore en avant, sur le pied gauche.
- Levez le pied droit, épaules détendues, et rapprochez doucement les mains l'une de l'autre.
- Ramenez le pied droit vers le pied gauche, sans le toucher. Le poignet gauche passe au-dessus du droit, devant vous.
- Levez les mains à hauteur de la gorge. Le pouce droit passe sous le poignet gauche, afin que, dans la posture finale, la main droite se retrouve à l'extérieur.
- Tout en levant les mains, montez le genou droit, comme si un fil le rattachait aux mains. La cheville droite est souple. Gardez la jambe gauche tendue, mais ne bloquez pas le genou.

face au sud-ouest ▸ ▸ ▸ ▸ face au sud-ouest▸

■ Ce symbole marque le début et la fin de l'exercice.

▸ Mouvement continu au cours de l'exercice

Direction dans laquelle se tourner lors de l'exercice.

préparation au tai-chi

exercice préparatoire 1

Le marcher tai-chi est une technique fondamentale, qui fait le lien entre la plupart des exercices. Il faut veiller à la fois à son équilibre et au déplacement du poids du corps. Assurez-vous, à chaque pas, que vos pieds sont assez distants l'un de l'autre, comme si vous marchiez sur des rails dont l'écartement serait égal à celui de vos épaules.

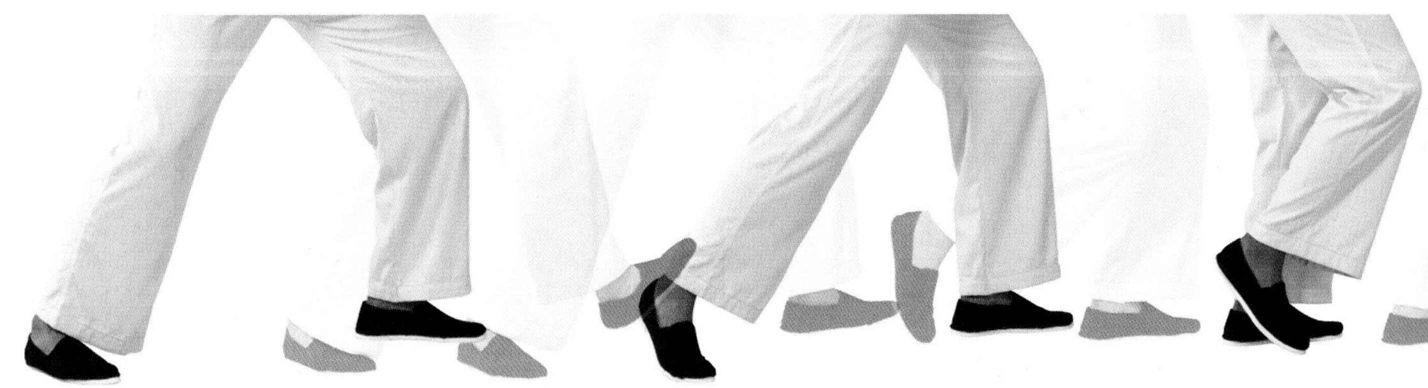

- Commencez le mouvement en Arc gauche, pied gauche en avant et genou fléchi, face à l'ouest.

- Faites basculer le poids sur le pied arrière et soulevez les orteils du pied gauche du sol. Tournez-les vers l'extérieur, tout en faisant pivoter le reste du corps au sud-ouest. Transférez le poids du corps sur le pied gauche.

- À présent, rapprochez le pied droit du gauche en le faisant glisser au sol (position intermédiaire du Pas suspendu).

- Faites un pas en avant avec le pied droit, en écartant les pieds comme si vous marchiez sur des rails dont l'écartement serait égal à celui de vos épaules.

face à l'ouest ▸ **tournez le corps au sud-ouest** ▸ ▸ **face au sud-ouest** ▸

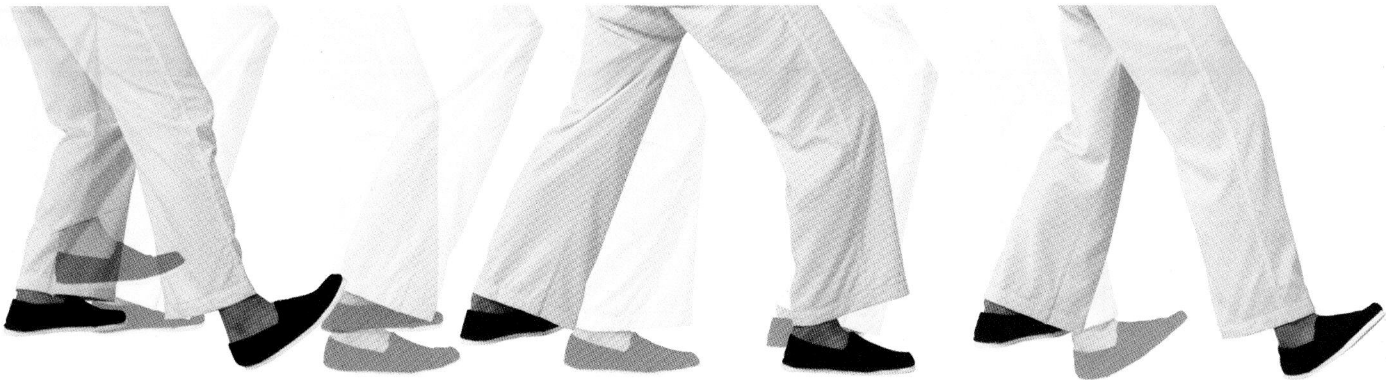

● Déplacez le poids du corps vers l'avant, sur le pied droit, tout en soulevant les orteils.

● Posez le pied bien à plat au sol. Les orteils du pied droit pointent vers l'ouest, le pied gauche vers le sud-ouest. C'est ce qu'on appelle l'Arc droit.

● Repassez le poids du corps vers l'arrière, sur le pied gauche et faites pivoter les orteils du pied droit vers l'extérieur.

● Continuez le marcher tai-chi, en alternant les Arcs gauche et droit.

exercice préparatoire 2

Le point le plus important de cet exercice est de conserver le dos droit au moment où vous transférez le poids du corps d'une jambe sur l'autre. Le genou arrière reste au-dessus des orteils du pied arrière ; ne le laissez pas pointer vers l'intérieur – erreur fréquente chez les débutants.

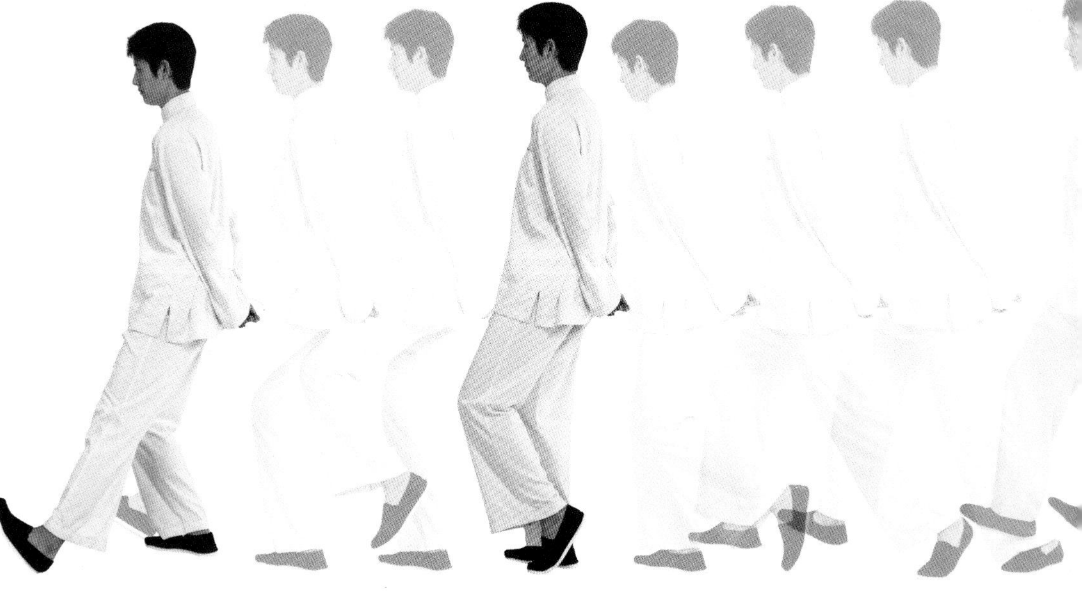

● Pour commencer, prenez appui sur le genou droit plié, pied au nord-est. La jambe gauche est tendue devant vous, les orteils pointés vers le ciel.

● Soulevez le pied gauche et amenez-le contre la cheville droite. Gardez le dos droit. Puis faites un pas en arrière et posez les orteils du pied gauche dans l'alignement du talon droit.

● Basculez sur la demi-pointe du pied gauche et baissez le talon, pied au nord-ouest. Transférez le poids sur la jambe gauche, genou toujours fléchi ; simultanément, décollez du sol les orteils du pied droit.

face au nord ▶ ▶ **nord** ▶

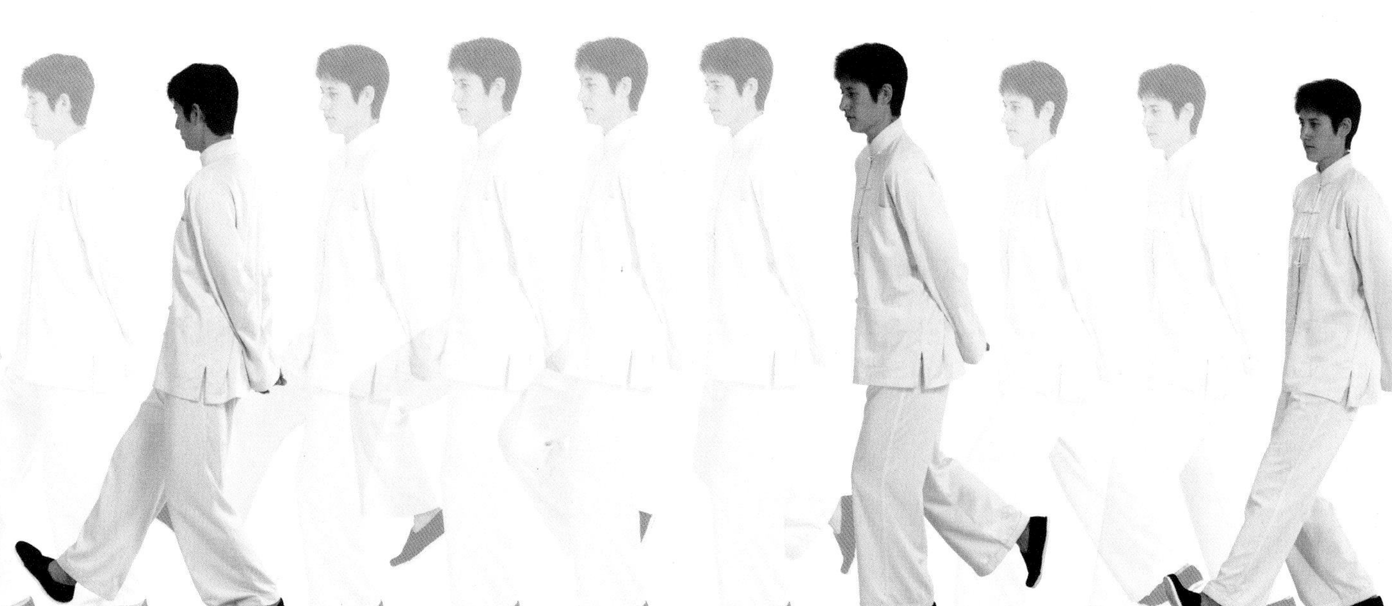

● Soulevez lentement la jambe droite, tout en tournant le corps de sorte que votre ligne de mire forme un angle de 45 degrés avec votre pied gauche. Veillez à maintenir votre dos droit pendant toute cette étape.

● Comme précédemment, amenez la demi-pointe du pied à hauteur du talon gauche, avant d'effectuer un pas en arrière.

● Basculez sur la demi-pointe droite et posez le talon droit, pied au nord-est.

● Pointez les orteils du pied gauche vers le ciel, tout en transférant le poids du corps sur la jambe droite.

▶ nord ▶ ▶ nord ▶

exercice d'échauffement 1

Ce mouvement détend les genoux, les chevilles, les épaules et les poignets. Effectué à vitesse normale, il ne prend que quelques secondes. Pour un échauffement efficace, répétez-le au moins vingt fois. Laissez le Tan Tien se « secouer » légèrement au moment du rebond.

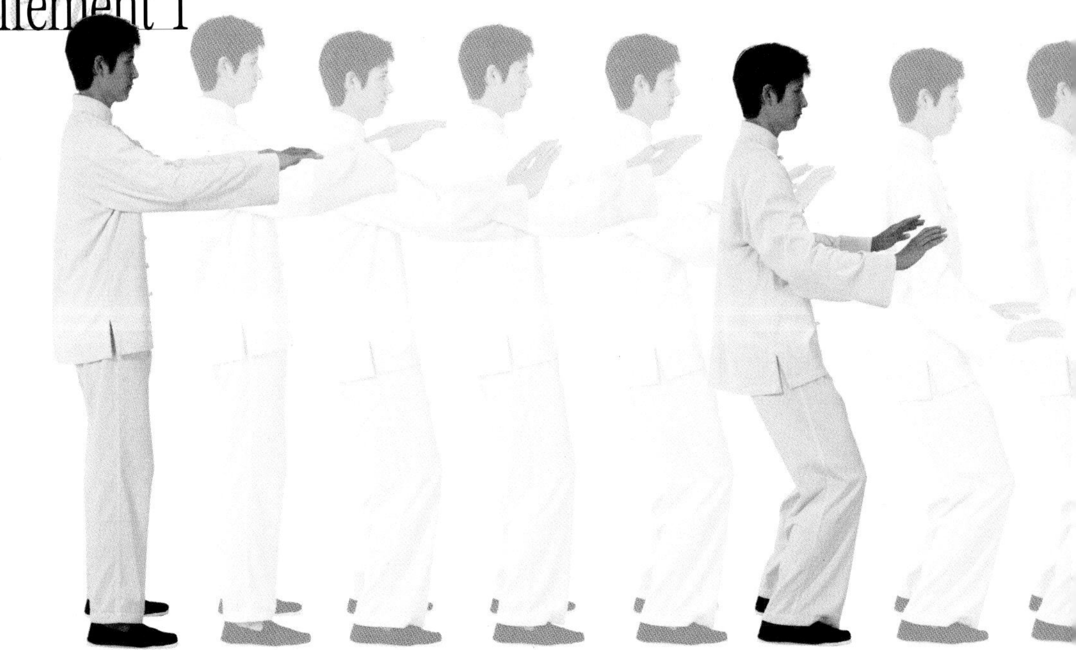

● Vous êtes debout, le dos droit, les jambes écartées et les pointes de pied vers l'avant.

● Les épaules détendues, les coudes souples, orientés vers l'extérieur, vous levez doucement les bras devant vous, jusqu'à hauteur des épaules.

● Puis vous laissez tomber les bras, paumes des mains tournées vers le sol, tout en fléchissant les genoux.

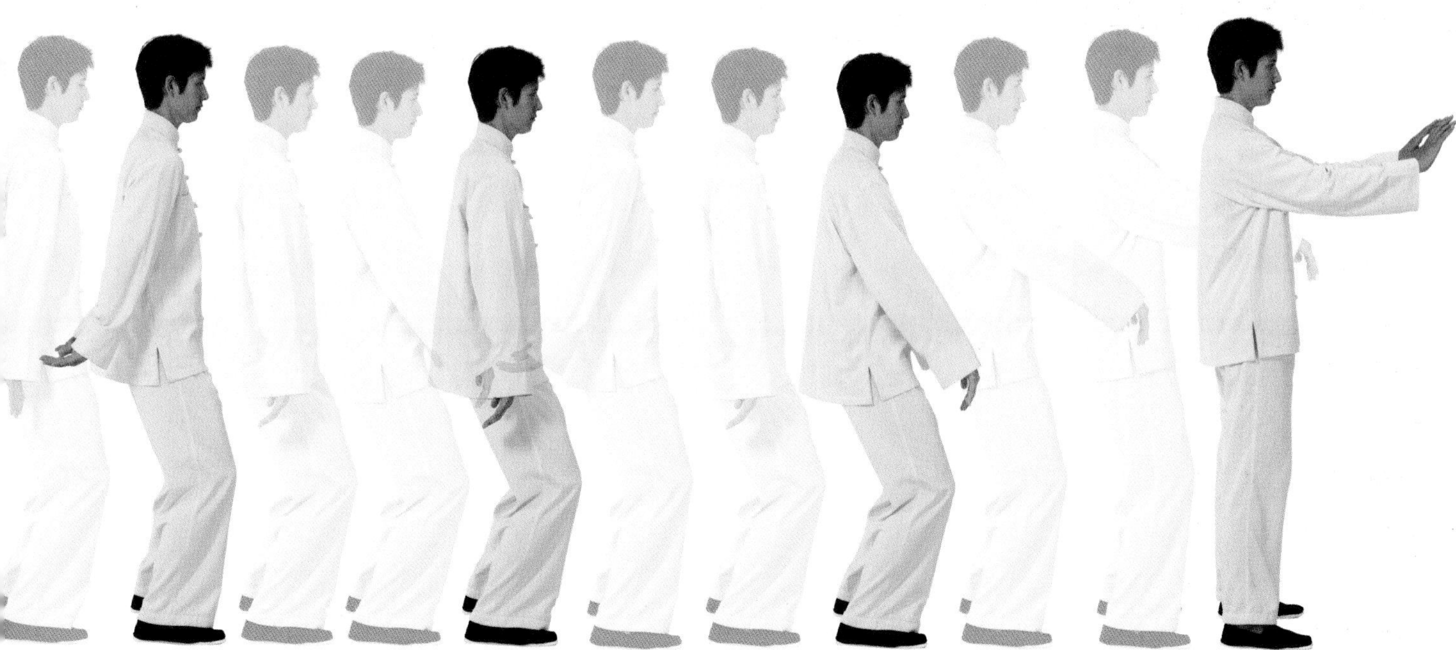

● Redressez-vous à moitié, tout en soulevant les mains derrière vous. Gardez le dos droit.

● Fléchissez à nouveau les genoux et amenez les bras en avant par un mouvement de balancier, en gardant les poignets souples.

● Levez les bras devant vous. Les épaules doivent rester baissées et la colonne vertébrale rectiligne.

● Tendez les jambes alors que vos bras remontent à hauteur des épaules. Répétez ce mouvement de vingt à cent fois – chaque cycle ne prend que quelques secondes.

exercice d'échauffement 2

Cet exercice détend les épaules, la colonne vertébrale, les genoux et les chevilles, mais surtout le kua. Alors que vous vous baissez et pivotez vers la gauche, laissez le kua s'ouvrir du côté droit et se fermer du côté gauche. Tentez, comme dans l'exercice précédent, d'imprimer un rythme rapide au mouvement, que vous répéterez vingt à cent fois.

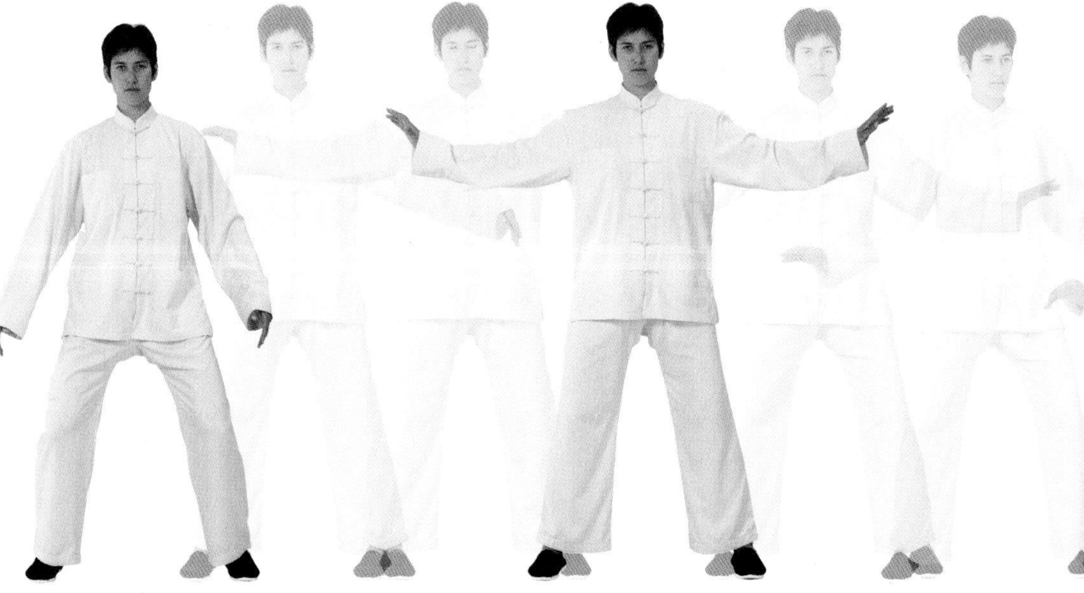

● Écartez les jambes à raison d'une fois et demie la largeur des épaules. Les bras, sur les côtés, sont décollés du corps.

● Levez les bras jusqu'à hauteur des épaules, qui restent souples. Vous êtes à présent paré pour démarrer l'exercice.

● Pliez lentement les genoux et, le dos droit, faites descendre votre centre de gravité. Le poids du corps est également réparti entre les deux jambes. Baissez lentement les bras.

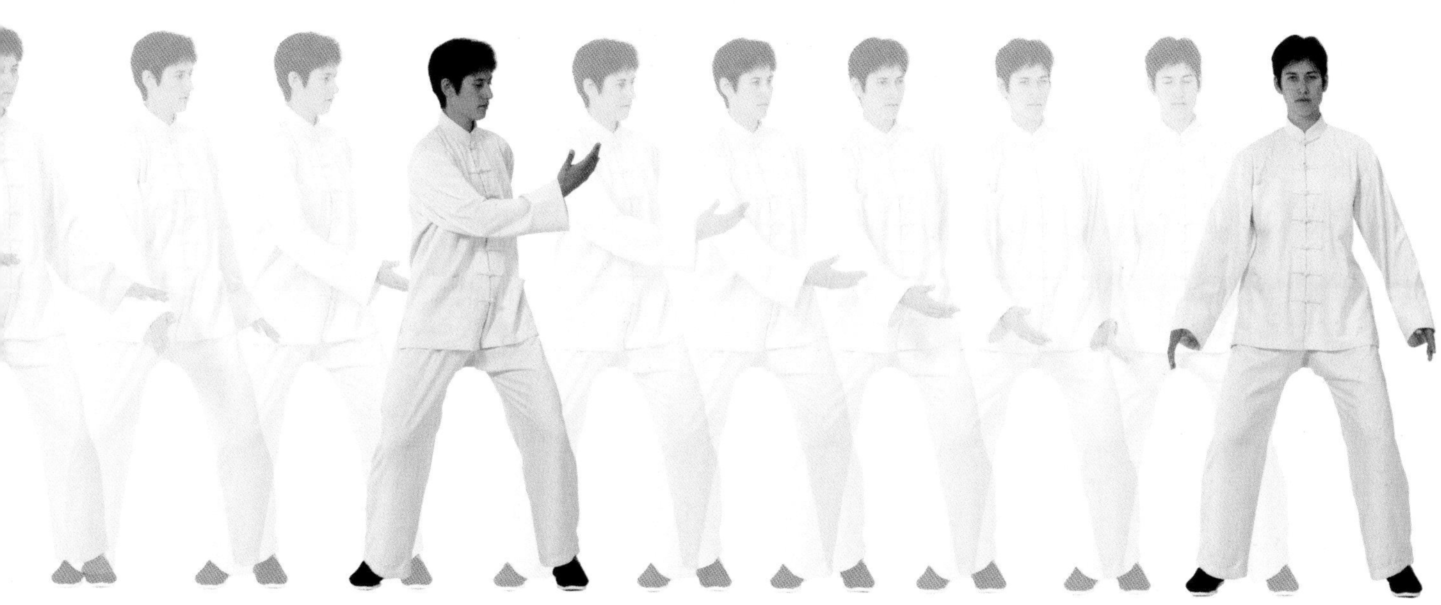

Assurez-vous que votre colonne vertébrale est parfaitement rectiligne avant de commencer à pivoter. Imaginez que votre sinciput (le haut du crâne) est tenu par un fil que l'on tire vers le haut.

Tournez la tête et le corps vers la gauche, tout en balançant le bras droit vers l'avant et le bras gauche vers l'arrière. Pliez les coudes et orientez les paumes des mains vers le haut.

Une fois que vous aurez pivoté aussi loin que possible, redescendez progressivement les bras et revenez en posture initiale.

Vérifiez que votre posture est correcte. La légère flexion des genoux maintient le centre de gravité assez bas. Répétez ce mouvement vingt à cent fois.

▶ **nord-ouest** ▶ ▶ **nord** ■

exercice d'échauffement 2 bis

Cet exercice ne nécessite que quelques secondes. Alors que le corps pivote à droite ou à gauche, veillez à ce que le genou de la jambe arrière ne rentre pas vers l'intérieur. Si vous écartez bien les genoux, vous éviterez ce problème. Conservez un axe vertical et, surtout, ne faites pas basculer le poids du corps d'un pied sur l'autre.

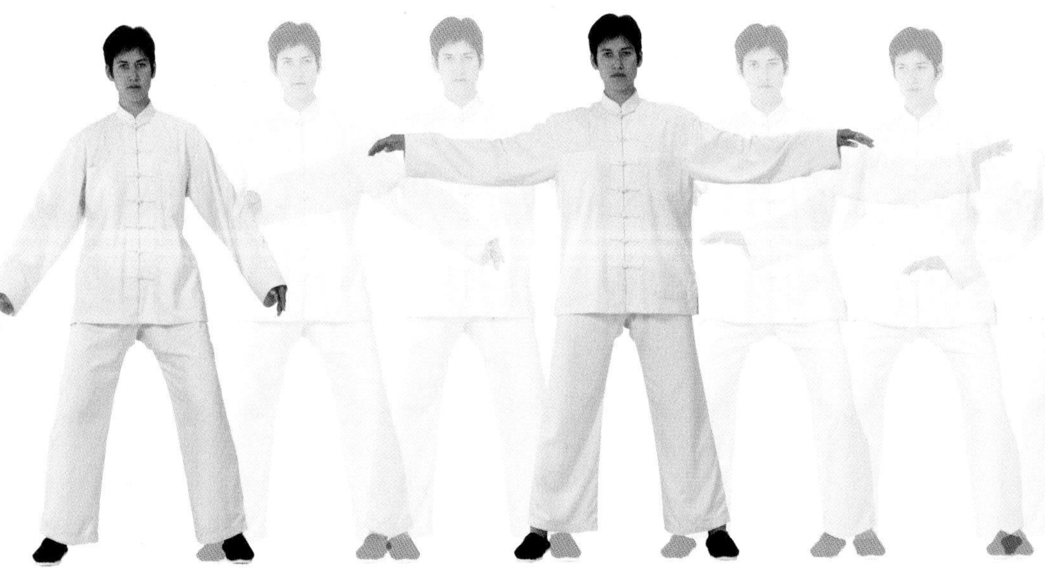

● Levez les bras de chaque côté du corps. L'articulation des poignets reste souple.

● Assurez-vous que les épaules, détendues, ne se soulèvent pas en même temps que les bras. Montez les bras jusqu'à l'horizontale.

● Fléchissez les genoux et commencez doucement à faire descendre votre centre de gravité, alors que vous baissez les bras.

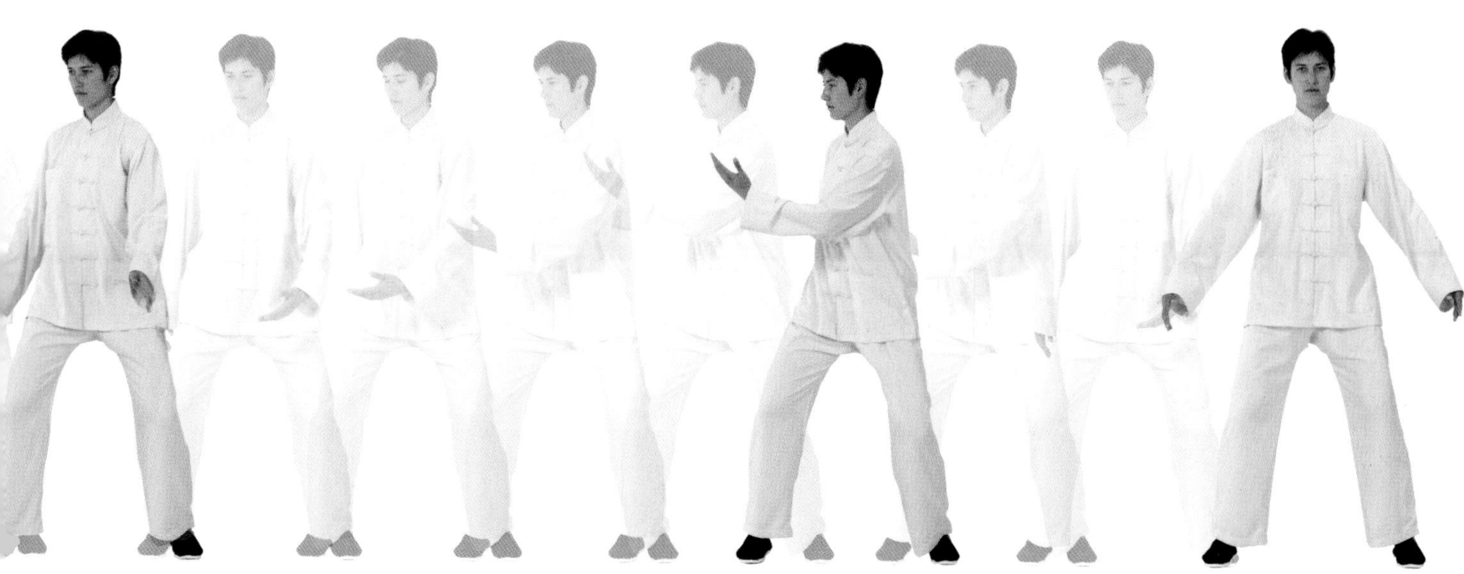

- Tournez le corps vers la droite, tout en pliant les coudes afin de pouvoir effectuer un mouvement de balancier avec les bras (bras gauche en avant, bras droit dans le dos).

- Tandis que vous réalisez ce mouvement, tournez la tête dans la direction du bras gauche.

- Pivotez de nouveau pour revenir de face, dans la posture initiale. Baissez les bras sur les côtés.

- Répétez cet exercice vingt à cent fois, à vitesse soutenue.

▶ **nord** ▶ **pivotez au nord-est** ▶ **nord** ■

exercice d'échauffement 3

L'objectif de ce mouvement est de réaliser une rotation verticale de l'axe de la colonne vertébrale ; veillez donc à rester bien droit, le sommet du crâne toujours centré entre vos deux pieds. Assurez-vous que c'est bien la rotation du corps qui entraîne le balancement des bras – ils ne doivent pas bouger d'eux-mêmes.

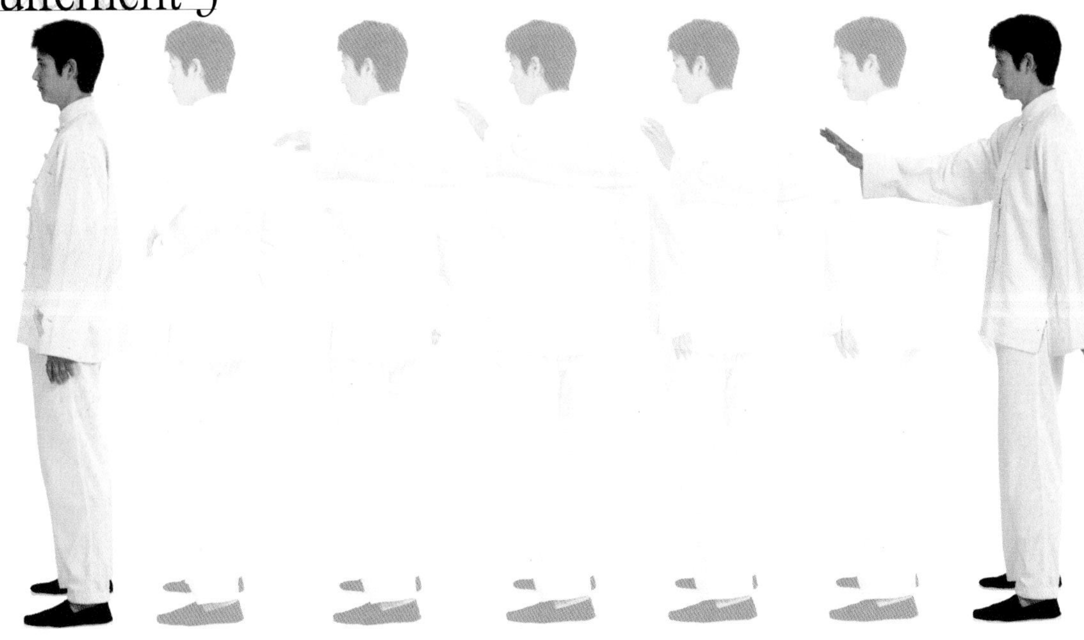

● Tenez-vous debout, les pieds écartés d'une largeur d'épaules, le dos droit, les épaules détendues et le regard fixé droit devant vous.

● Faites doucement pivoter le haut du corps vers la droite, sans bouger ni les pieds, ni la tête (qui restent dans le même axe).

● Dans le même temps, levez le bras gauche devant vous, jusqu'à hauteur des épaules, et laissez balancer le bras droit dans votre dos, en un mouvement lent et maîtrisé.

■ **face au nord** ▶ **pivotez au nord-est** ▶ **face au nord** ▶

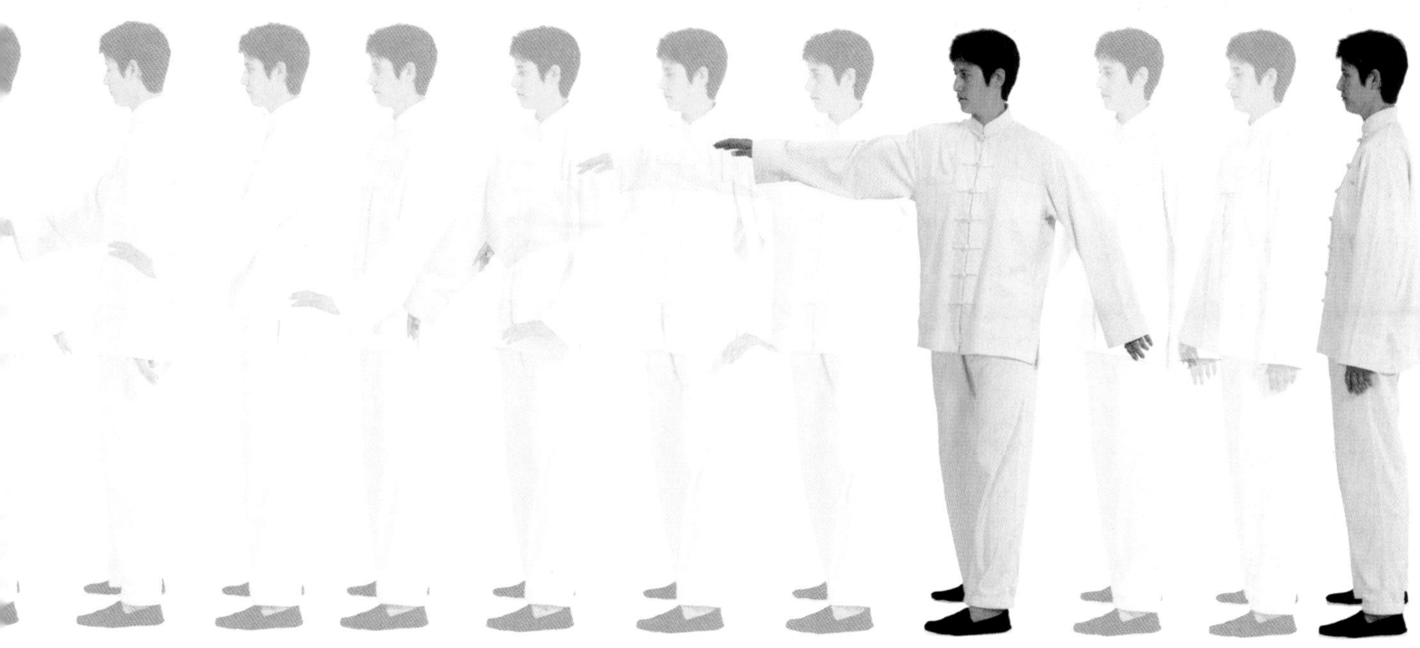

● Puis revenez en posture initiale. Balancez les bras sur les côtés, comme pour un défilé militaire. Attention : le mouvement des bras doit être initié par la rotation du corps.

● Faites pivoter le corps vers la gauche en laissant retomber le bras gauche, ce qui fait remonter le bras droit.

● Tandis que le bras gauche se dirige derrière le dos, levez le bras droit à hauteur d'épaule. Si la tête reste immobile, les épaules accompagnent le mouvement.

● Répétez cette série vingt à cent fois, puis revenez de face, bras le long du corps.

postures 1 à 8

posture de départ

Un mouvement préparatoire amène ici à la posture 1. La partie préliminaire allonge le corps. Vous sentirez le sommet de votre crâne et votre pied droit reliés par une ligne verticale. Restez très attentif au transfert du poids du corps et maîtrisez parfaitement le mouvement du pied gauche.

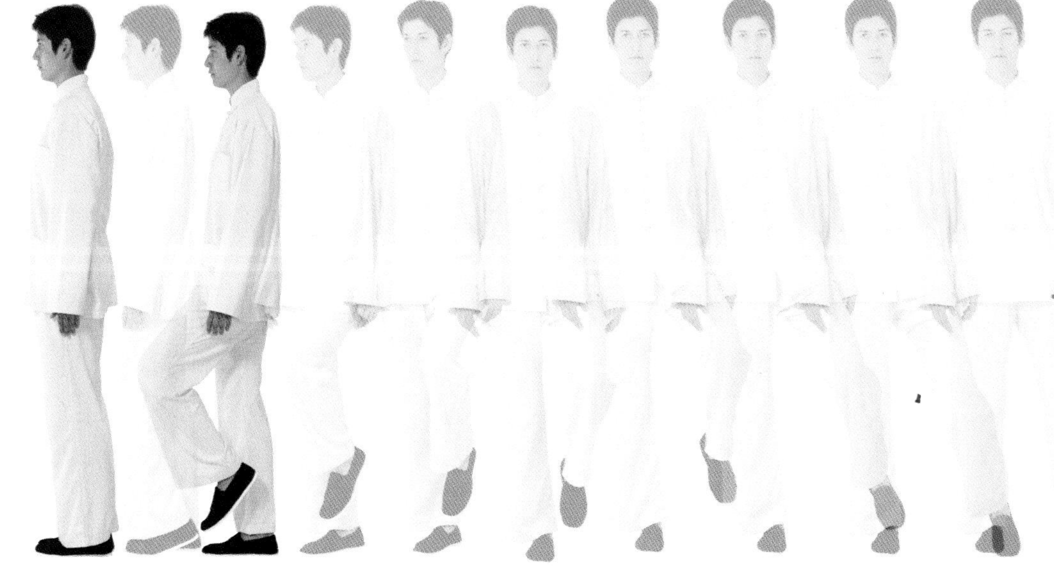

- Placez-vous pieds joints, les mains souples le long du corps. Tenez-vous droit, fixez le regard devant vous et tirez le sinciput vers le haut.

- Sans bouger le regard ou les bras, soulevez lentement le talon gauche, puis toute la jambe.

- Écartez la jambe gauche d'une largeur d'épaules. Commencez par poser les orteils au sol, puis tout le pied jusqu'au talon. Le poids du corps revient au centre. Les épaules sont restées détendues et alignées.

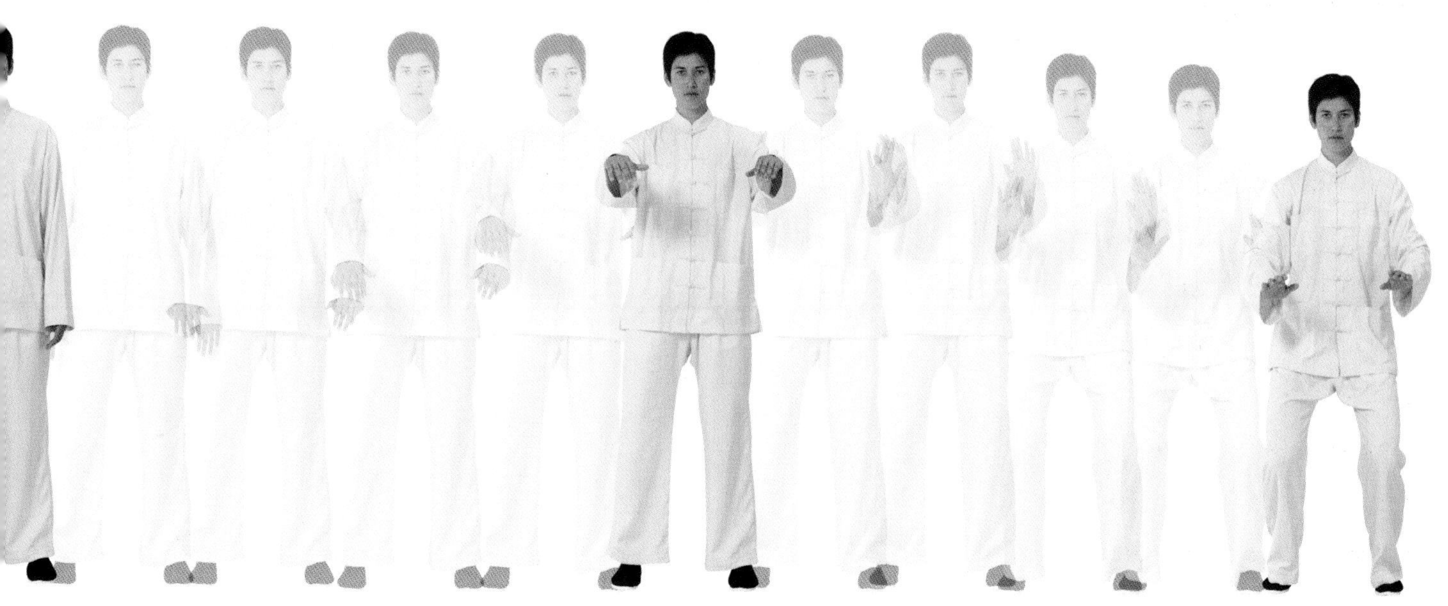

● Attaquez-vous maintenant à la posture 1. Levez doucement les poignets devant vous. Assurez-vous du relâchement des paumes et des doigts.

● Les poignets atteignent maintenant la hauteur des épaules. Les épaules sont décontractées, ni relevées, ni penchées en avant.

● Tandis que vous montez les poignets, vous baissez les avant-bras et fléchissez les genoux, le corps bien à la verticale.

● Pliez légèrement les poignets, de sorte que les doigts pointent vers le haut. Le bassin suspendu, vous êtes comme assis. Ramenez les coudes vers le corps jusqu'à ce que les avant-bras soient parallèles au sol.

posture 2

séparer la crinière du cheval (1)

Trois doubles pages sont consacrées à la posture suivante : deux avec la main gauche tendue, une avec la main droite tendue. Lorsque, pour arriver à la posture finale, vous transférez le poids du corps vers l'avant, vous devez sentir que la main tendue est poussée en sens inverse du pied arrière.

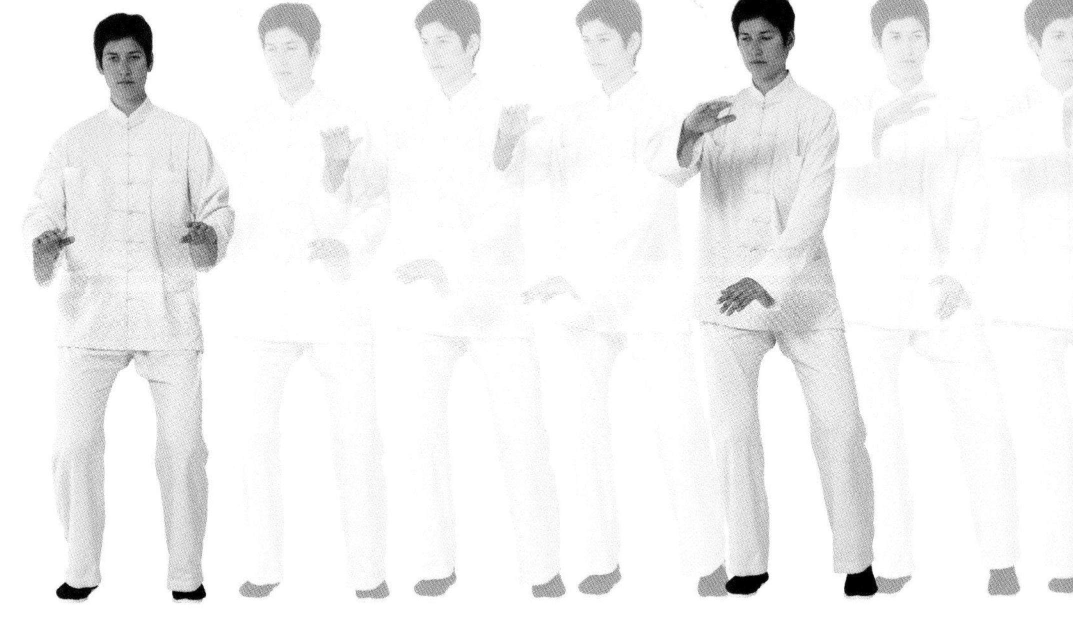

● Répartissez le poids du corps de façon égale sur les deux jambes. Le dos est droit, les genoux au-dessus des orteils et les mains dans l'axe des pieds.

● Transférez le poids du corps sur le pied droit et commencez à pivoter vers le nord / nord-est.

● Levez la main droite jusqu'à hauteur d'épaule et amenez la main gauche en dessous de la main droite. Tournez progressivement la paume de la main gauche vers le ciel.

face au nord ▸ **pivotez au nord/nord-est** ▸ ▸

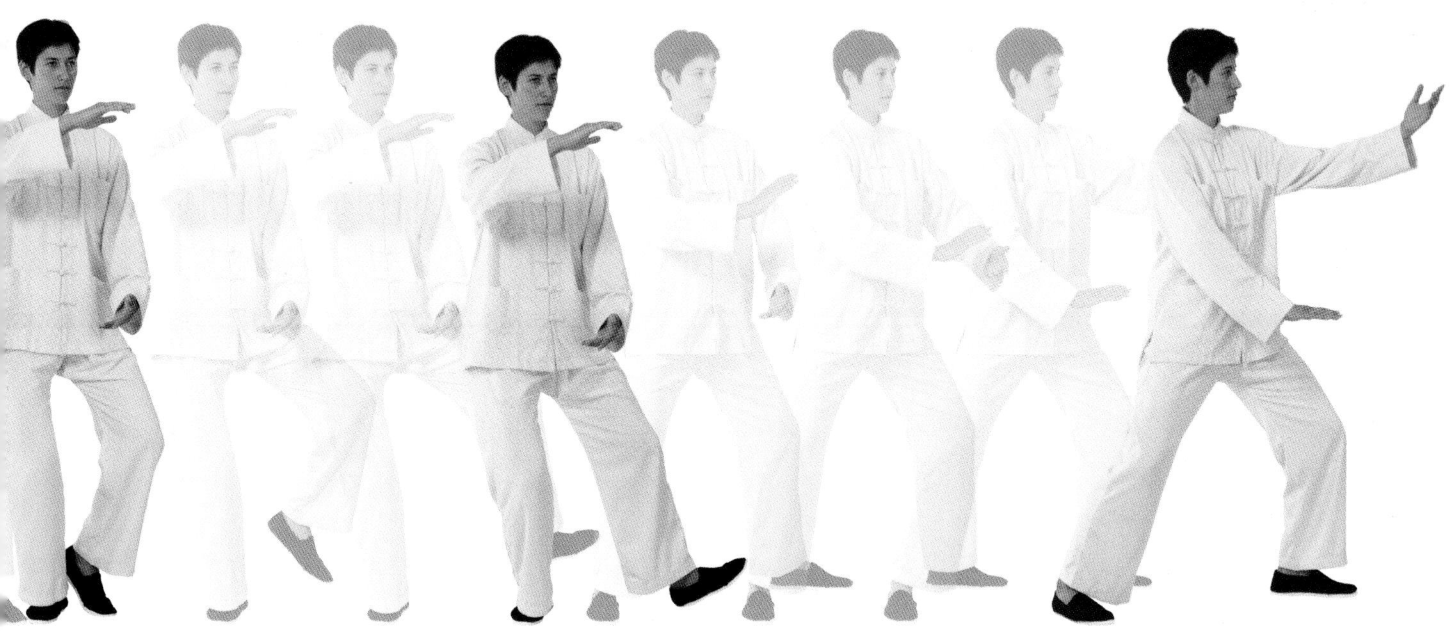

● Levez le talon gauche tout en pivotant vers le nord-ouest, tandis que vous placez votre pied en Pas suspendu. Dans le même temps, poursuivez la rotation de la main gauche, comme si elle tenait un ballon imaginaire.

● En portant tout le poids du corps sur le pied droit, posez le talon gauche à l'ouest, à bonne distance de l'autre pied, comme si vous marchiez sur des rails dirigés vers l'ouest.

● Puis transférez tout le poids du corps vers l'avant, sur le pied gauche, de sorte que le genou gauche, fléchi, se situe au-dessus des orteils. Glissez le talon droit pour que le pied forme un angle de 45 degrés avec l'axe du pied gauche, dont les orteils pointent vers l'ouest.

● Dans le même temps, baissez la main droite et dirigez les doigts vers l'ouest, au-dessus du genou droit. Levez la main gauche vers le ciel, paume en diagonale, bras tendu.

face au nord-ouest ▶ ▶ **face à l'ouest** ▶ ▶

posture 2 bis séparer la crinière du cheval (2)

Le transfert du poids du corps d'une jambe à l'autre est l'un des mouvements clés du tai-chi. Une jambe est dite « pleine » lorsqu'elle soutient l'ensemble du corps. À l'inverse, on considère comme « vide » une jambe qui ne supporte aucun poids. Pendant que vous pivoterez, ne prenez pas appui sur les deux jambes, même si cela est tentant, et gardez le corps droit.

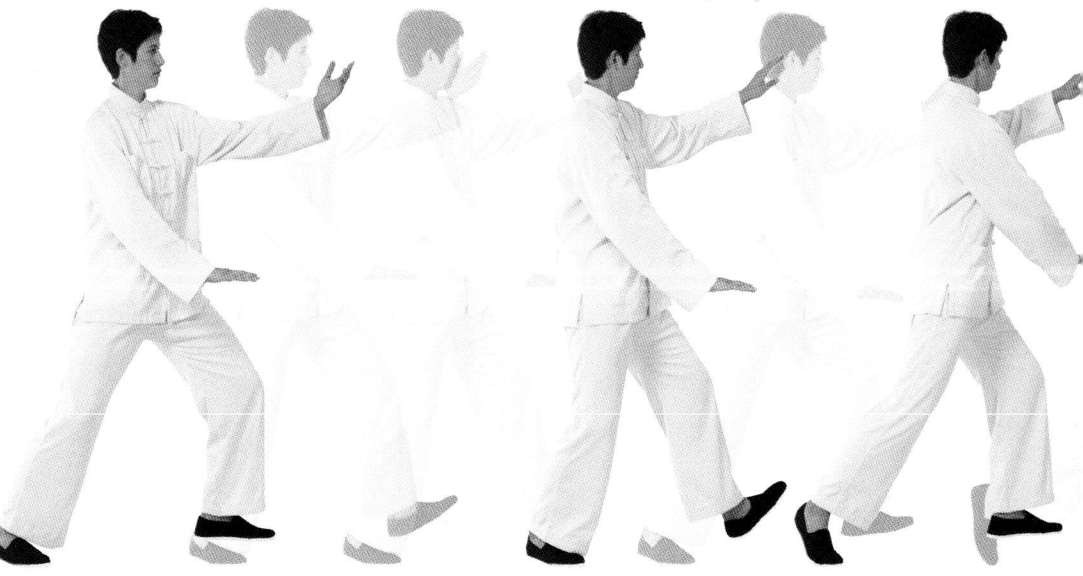

● Reposez-vous sur le pied droit, soulevez les orteils du pied gauche et tournez le corps vers le sud-ouest. Dans le même temps, commencez à tourner la paume de la main gauche vers le bas.

● Transférez le poids du corps en avant, sur la jambe gauche fléchie, en orientant le pied vers le sud-ouest. Amenez la main droite au-dessus du genou gauche en formant un arc de cercle avec le bras droit. Commencez à tourner la paume droite vers le ciel.

● Placez le pied droit en position de Pas suspendu. La paume de la main droite fait maintenant face au ciel ; elle semble tenir un ballon.

pivotez vers le sud-ouest ▶ ▶ **face au sud-ouest** ▶

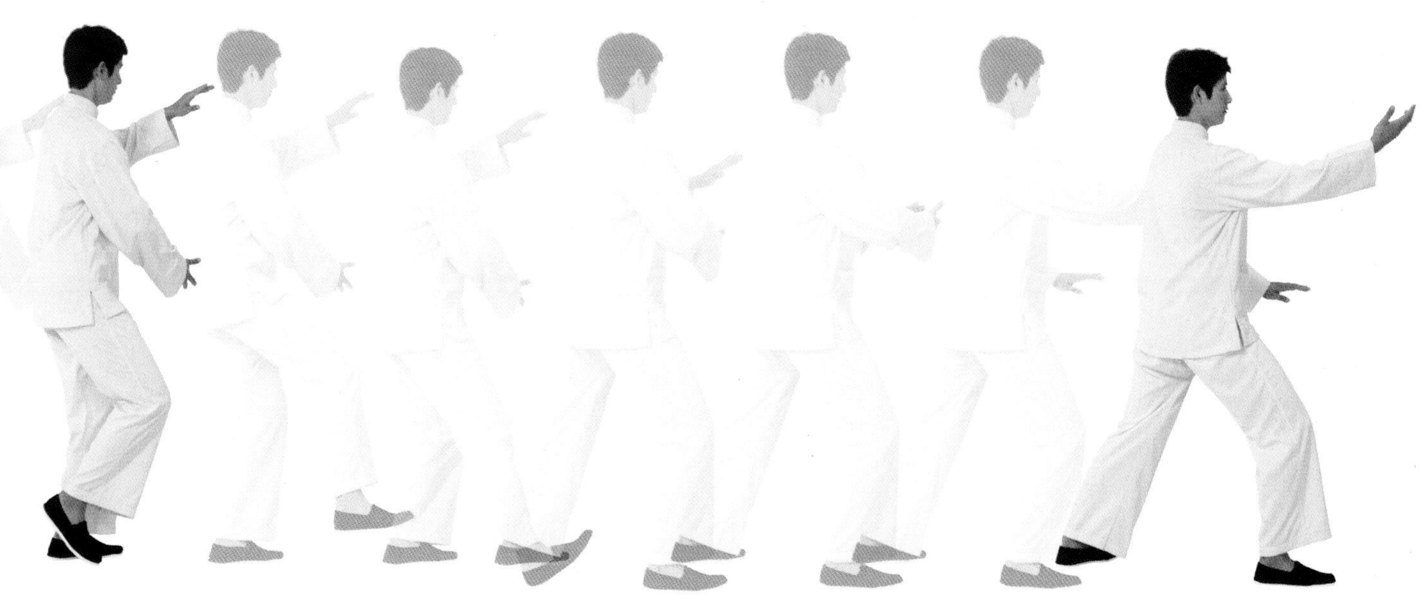

Réalisez un pas vers l'ouest. Le genou gauche est toujours fléchi.

Pliez le genou droit et tendez légèrement la jambe gauche, afin de transférer le poids du corps vers l'avant.

Tendez simultanément la main droite devant vous, en diagonale, paume vers le haut.

Poussez la main gauche vers le bas, l'extrémité des doigts au-dessus du genou droit (reproduction inversée de la posture initiale).

pivotez vers l'ouest

posture 2 ter

séparer la crinière du cheval (3)

Dans cet enchaînement, on passe d'un d'Arc gauche à un Arc droit, transition essentielle qui a déjà fait l'objet d'un exercice spécifique (voir pages 16-17). Maîtrisez bien vos mouvements et conservez votre équilibre, pour ne pas « tomber » dans une posture.

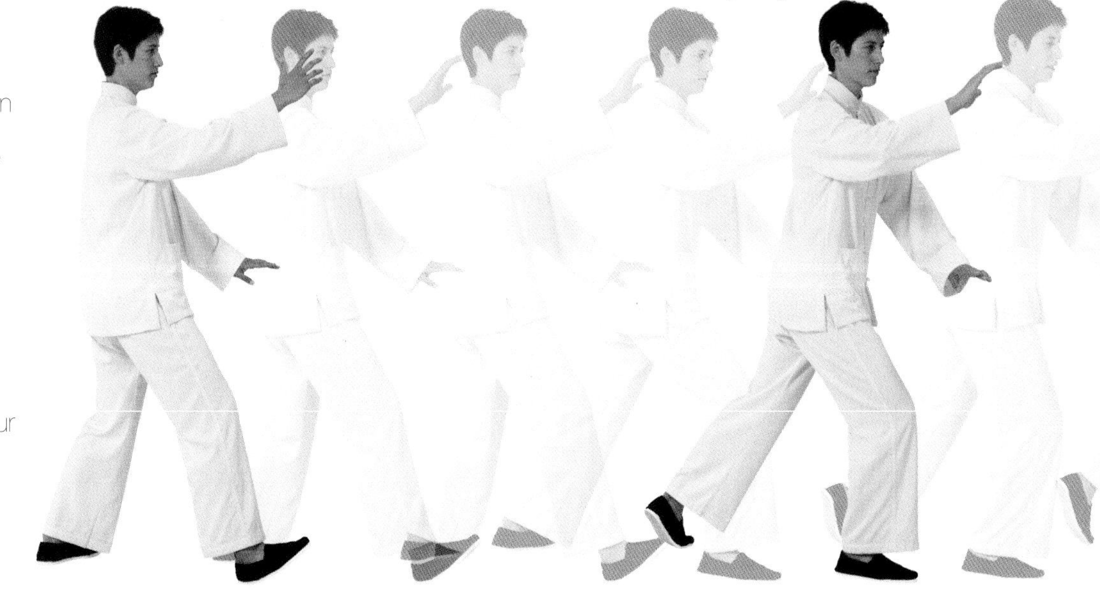

● Reposez-vous en arrière, sur le pied gauche, soulevez les orteils du pied droit et orientez-vous vers le nord-ouest. Dans le même temps, tournez la paume de la main droite vers le bas.

● Transférez le poids du corps sur la jambe droite, fléchie vers le nord-ouest. Dessinez un arc de cercle avec votre bras gauche, de manière à placer la main au-dessus du genou droit. La paume de la main gauche commence à pivoter vers le haut.

● Glissez le pied gauche vers l'intérieur, en Pas suspendu. La paume de la main gauche fait maintenant face au ciel ; elle semble tenir un ballon. Le pied gauche réalise alors un pas vers l'ouest, tandis que le genou droit reste fléchi.

face au nord-ouest

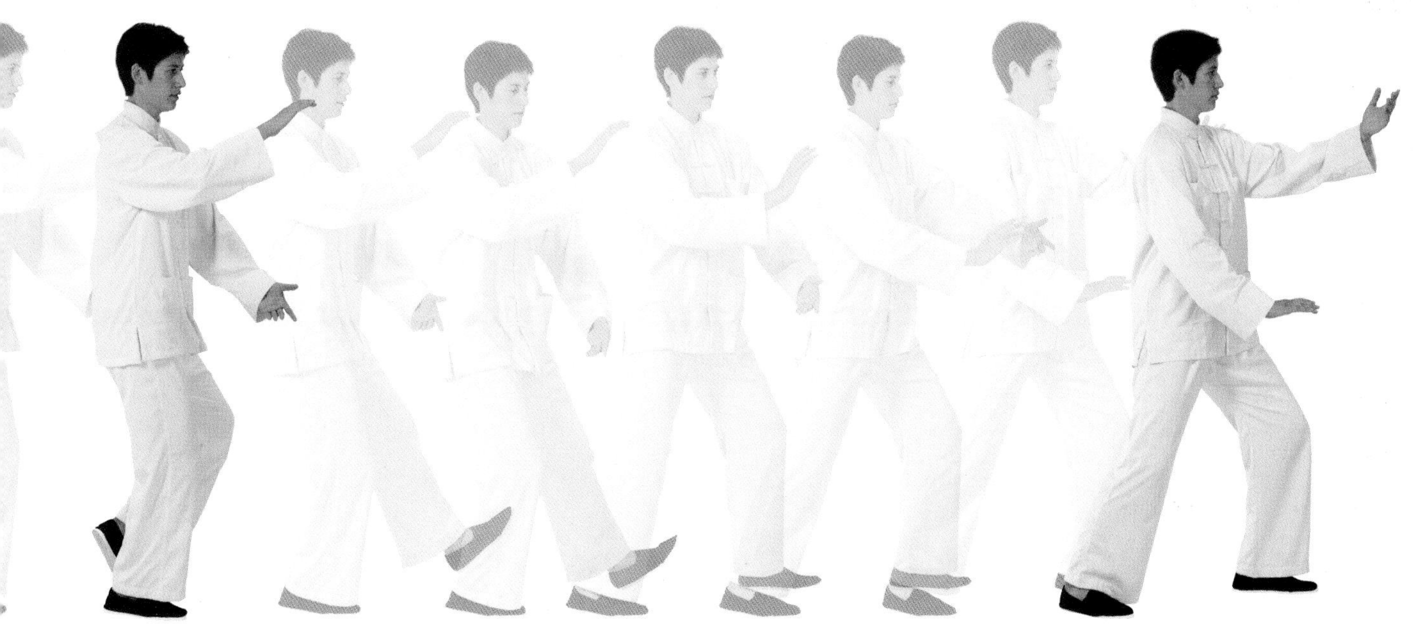

● Faites passer le poids du corps sur la jambe gauche et posez les orteils au sol. Pliez le genou gauche et tendez la jambe droite, sans cependant bloquer le genou.

● Tendez simultanément la main gauche devant vous, en diagonale, paume vers le ciel.

● Poussez la main droite vers le bas, l'extrémité des doigts au-dessus du genou gauche.

● Si le bras gauche est allongé, le coude reste souple ; la main dessine un angle de 45 degrés par rapport à la verticale. La paume de la main droite fait face au sol.

posture 3

la grue blanche déploie ses ailes

Ce mouvement est bref et précis. Le corps effectue trois rotations, qui provoquent le mouvement des bras. Lorsque vous lèverez le poignet droit, baissez l'épaule et assurez-vous que vos bras forment chacun un arc de cercle.

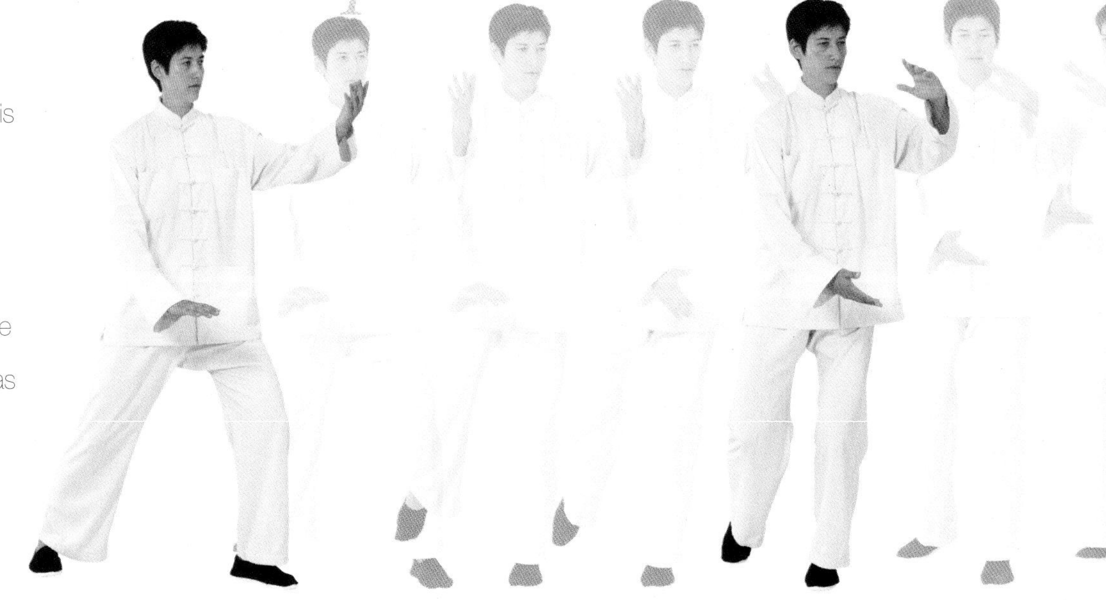

Adoptez la posture de Séparer la crinière du cheval, vers l'ouest. La main gauche est levée, paume tournée vers l'intérieur, et la main droite baissée, bout des doigts au-dessus du genou gauche.

Pivotez vers le sud-ouest. Soulevez le pied droit et effectuez un demi-pas vers l'intérieur, en direction du pied gauche. Posez la demi-pointe par terre, mais pas le talon. La majeure partie du poids du corps repose sur la jambe gauche. Fixez le regard droit devant vous.

Dans le même temps, vous avez changé la posture des mains : la paume de la main droite est tournée vers le ciel, celle de la main gauche vers le sol, comme si vous teniez un ballon. Vous faites face au sud-ouest.

face à l'ouest ▸ **pivotez vers le sud-ouest** ▸ ▸

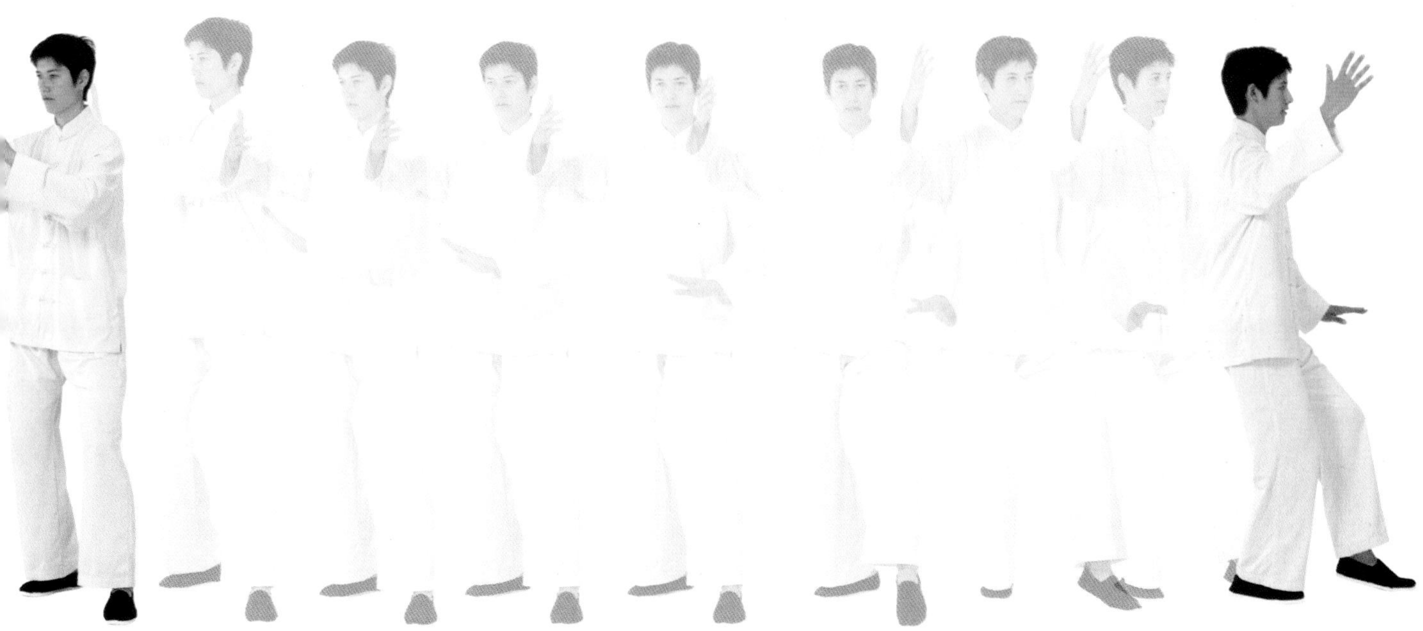

● Posez le talon droit en direction du sud-est, appuyez-vous sur ce pied et pivotez vers la droite. Baissez la main gauche, tandis que vous montez la main droite.

● Vos mains se croisent approximativement à hauteur du cœur ; les extrémités des doigts de la main gauche pointent vers le ciel et viennent frôler l'intérieur du poignet droit. Les doigts de la main droite sont orientés à gauche.

● Amenez votre main gauche au-dessus du genou gauche, paume vers le bas. Levez la main droite sur le côté, jusqu'à hauteur du crâne, pointée en diagonale vers le ciel.

● Simultanément, soulevez le pied droit et positionnez-le face à vous ; seuls les orteils sont en contact avec le sol. Détendez complètement les épaules.

pivotez vers le nord-ouest ▶ **face à l'ouest** ▶ **ouest**

posture 4 brosser le genou et pas de côté (1)

Les trois doubles pages suivantes répètent la même posture, bras droit (deux fois) ou bras gauche (une fois) étendu devant vous. Les bras réaliseront des mouvements amples et circulaires. Tendez bien le bras extérieur, sans cependant bloquer le coude.

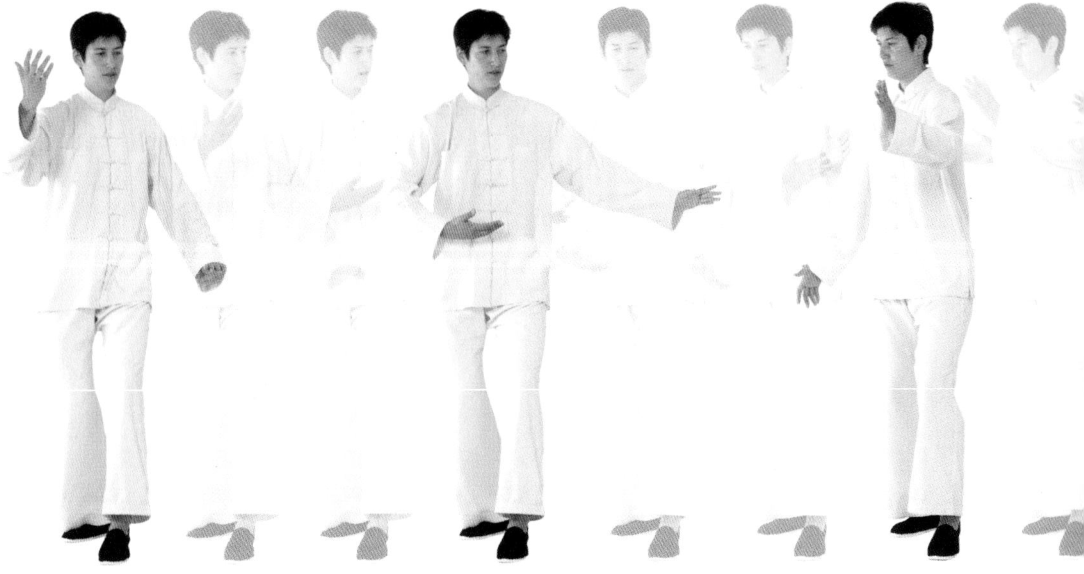

● Pivotez vers l'ouest, main droite face à vous, paume vers le ciel. Puis commencez à descendre la main, dans un mouvement qui part du dos de la main.

● Dans le même temps, levez la main gauche sur le côté, comme si les doigts étaient attirés par le ciel, jusqu'à hauteur de la gorge.

● Pivotez vers la droite tandis que le bras droit, dans un mouvement circulaire, continue à descendre, puis remonte vers l'extérieur. Repliez le bras gauche, de sorte que les doigts pointent vers le creux du coude du bras droit.

face à l'ouest ▶ ▶ **pivotez vers l'ouest** ▶

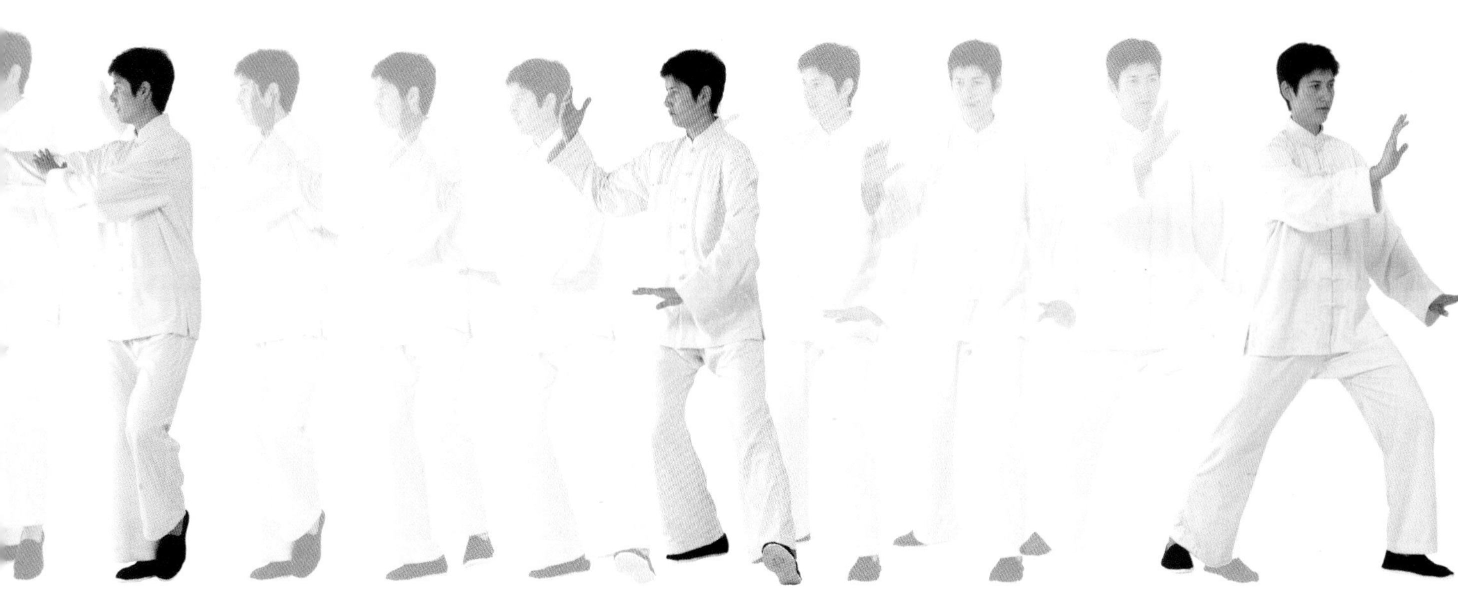

● Alors que vous achevez ces mouvements de bras, amenez le pied gauche contre le pied droit.

● Pliez légèrement le bras droit afin que la main atteigne le niveau de l'oreille. Simultanément, poussez la main gauche vers le bas, le long du corps. Orientez le pied droit vers l'ouest.

● Transférez 70 % du poids du corps sur le pied gauche et poussez la main droite en avant, vers l'ouest. La main gauche, qui était devant vous, passe sur le côté et arrive au-dessus du genou, paume vers le bas.

● L'index de la main droite, au même niveau que le bout du nez, est légèrement décalé vers la droite.

▶ **talon vers l'ouest** **face à l'ouest** ▶ **ouest** ▶

posture 4 bis *brosser le genou et pas de côté (2 & 3)*

Dans cette séquence, soyez particulièrement attentif à la répartition du poids du corps, afin de ne pas « tomber » dans une posture. Lorsque vous replierez le poignet vers le visage, veillez toujours, avant de pousser le bras devant vous, à détendre paume et doigts.

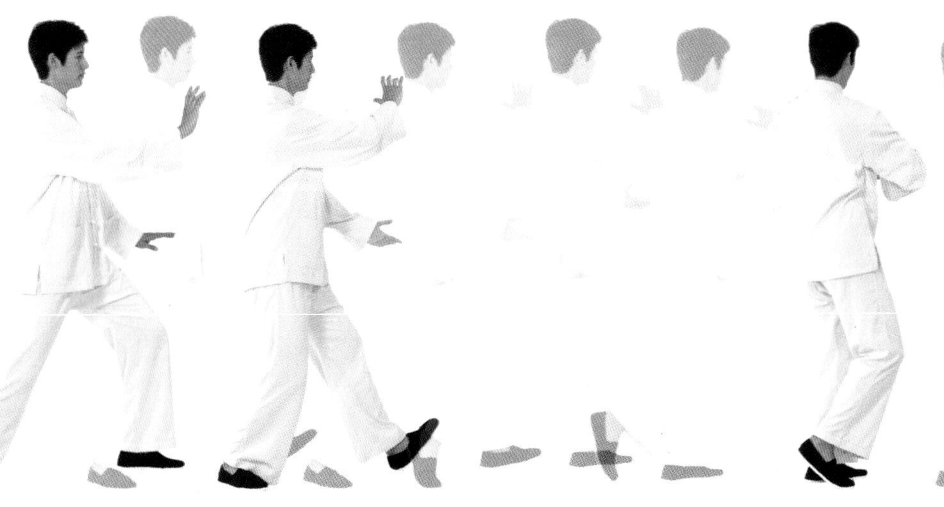

● Transférez le poids du corps sur la jambe droite et pivotez vers le sud-ouest. Soulevez le pied gauche. Commencez à tourner la paume de la main gauche vers le ciel.

● Le poids du corps passe sur le pied gauche, qui pointe vers le sud-ouest, tandis que le pied droit glisse en Pas suspendu. En même temps, levez le bras gauche et pliez le coude droit de sorte que les doigts de la main droite pointent vers le coude gauche.

● Tournez la main gauche vers l'intérieur, à hauteur de l'oreille. Poussez la main droite vers le bas, le long du corps. Le talon droit initie alors un pas vers l'ouest.

pivotez au sud-ouest ▶ ▶ ▶

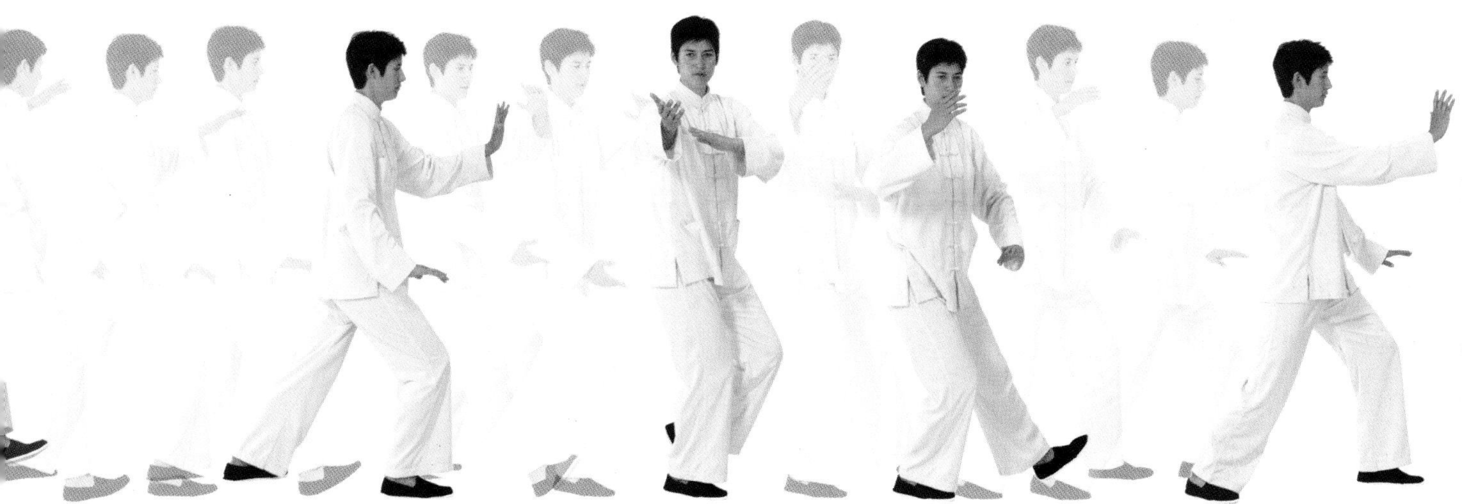

● Transférez 70 % du poids du corps sur le pied droit et poussez la main gauche en avant, vers l'ouest, index à hauteur du bout du nez. Les doigts de la main droite avancent jusqu'au-dessus du genou droit.

● Sur l'arrière, soulevez les orteils du pied droit et tournez-vous vers la droite. La paume droite s'oriente vers le haut. Faites passer le poids du corps sur le pied droit, pour effectuer un Pas suspendu avec le pied gauche. Ouvrez le bras droit sur le côté, paume en l'air.

● La main gauche est devant le sternum, paume vers le bas. Repliez la main droite vers le visage et poussez la main gauche vers le bas, le long du corps. Orientez le pied gauche à l'ouest.

● À présent, poussez la paume de la main droite vers l'ouest et transférez le poids du corps sur l'avant. La main gauche passe sur le côté, au-dessus du genou gauche, paume vers le bas.

pied vers l'ouest ▶ **face à l'ouest** ▶ **ouest**

posture 5 jouer du pipa (la garde)

Ce mouvement s'articule autour d'une posture sans extension sur les côtés, où la majeure partie du poids du corps repose sur la jambe arrière. L'une des applications de ce mouvement consiste à emprisonner les bras de votre adversaire, la main gauche empoignant son coude et la droite son poignet. Par conséquent, la distance entre les deux mains est capitale.

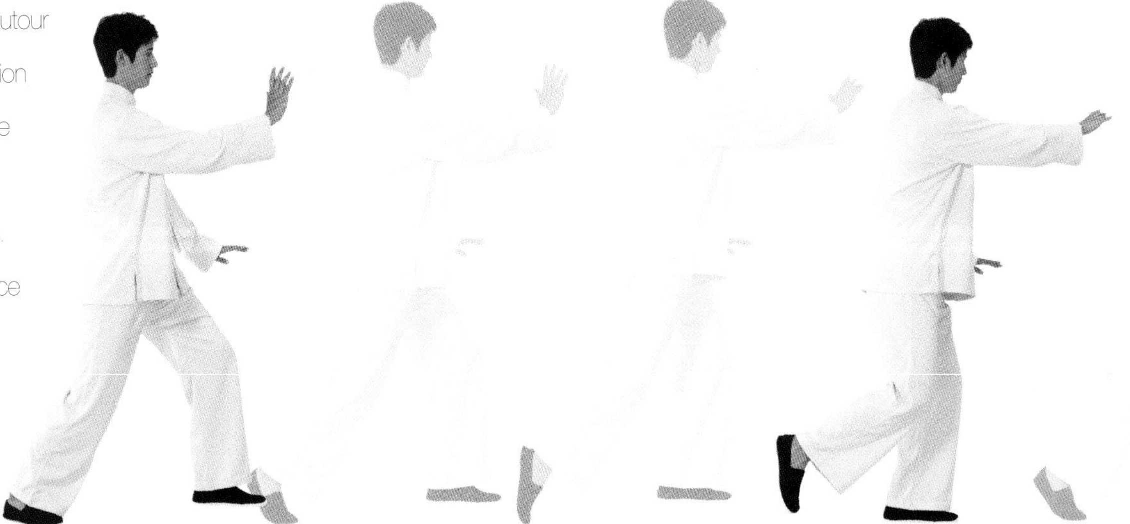

● Pivotez vers l'ouest / sud-ouest. Le pied droit effectue un demi-pas vers le pied gauche.

● Accompagnez la rotation du corps avec les bras, bras droit tendu devant vous et paume de la main gauche tournée vers le bas.

● Prenez appui sur le pied gauche et pivotez maintenant vers le nord-ouest. Levez la main gauche, paume toujours face au sol et doigts pointés vers l'ouest.

pivotez à l'ouest ▶ ▶ ▶

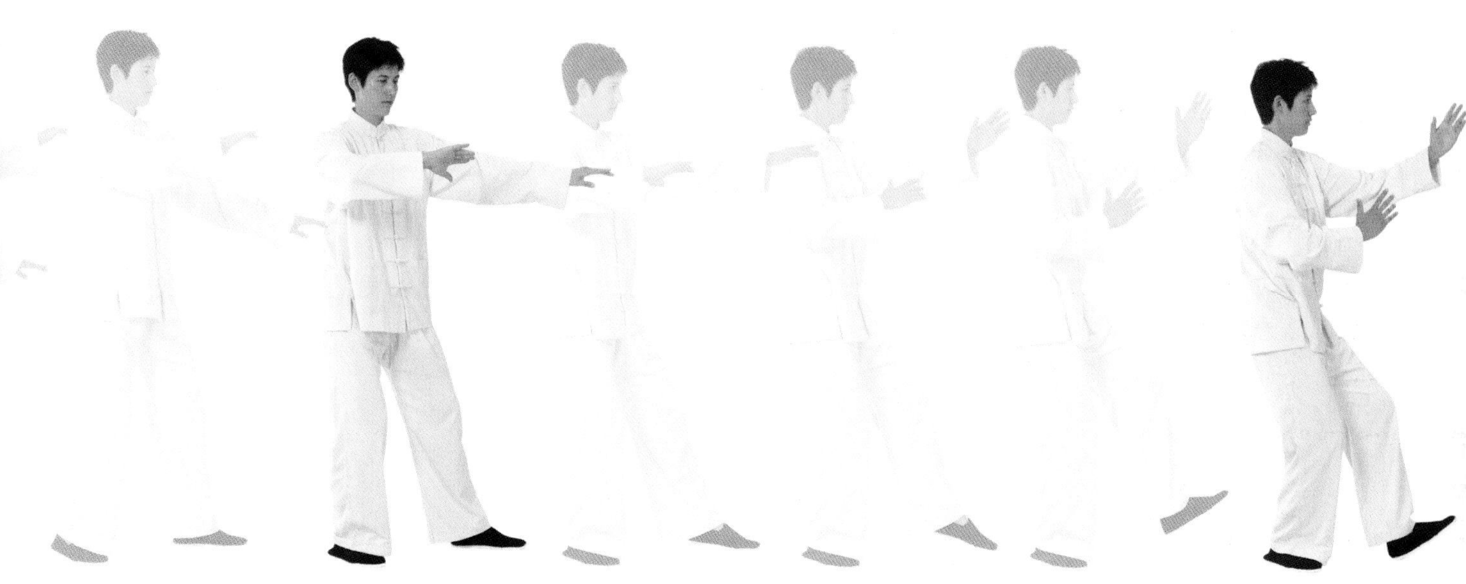

● Amenez le dos de la main droite en face du sternum, de sorte que le pouce pointe vers le bas et que la paume soit tournée vers l'extérieur. Le majeur est dans le prolongement de l'avant-bras.

● Pivotez à nouveau vers l'ouest, tandis que les deux pouces vont désigner le ciel ; les paumes des deux mains se retrouvent ainsi tournées vers vous.

● Simultanément, amenez le talon gauche au centre et pointez le pied vers l'ouest, orteils décollés du sol.

● La paume de la main droite fait face au creux du coude gauche, doigts pointés vers le pli du poignet gauche.

posture 6 reculer et repousser le singe (1 & 3)

L'équilibre est primordial dans ces quatre postures. Ne transférez pas le poids du corps sur le pied arrière avant d'avoir amorcé le mouvement de « pousser-tirer » avec les bras, durant lequel la main supérieure passe au-dessus de la main inférieure, sans la toucher.

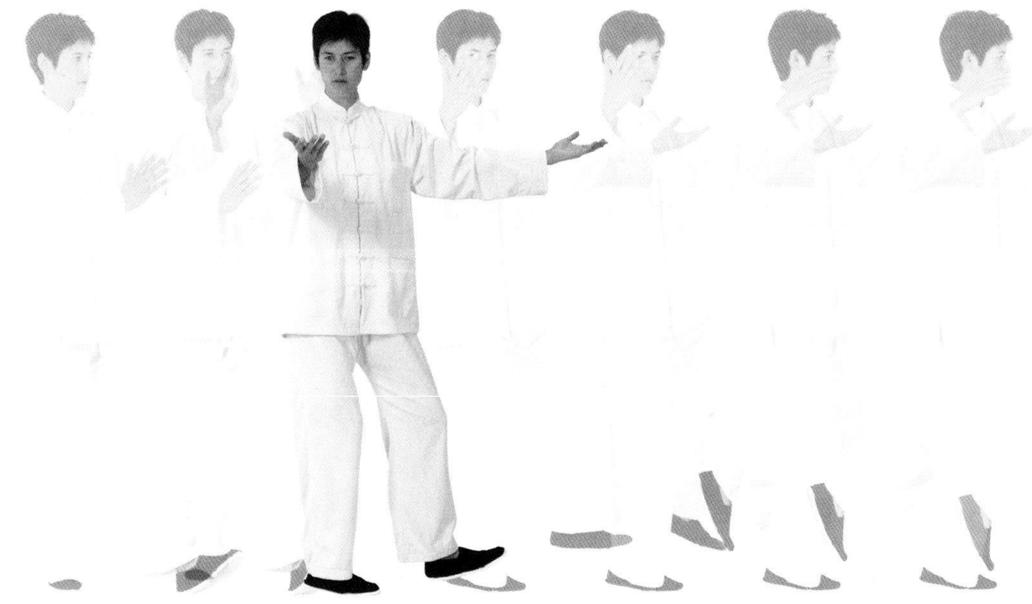

● En partant de la posture Jouer du pipa, pivotez vers la droite, jusqu'à vous retrouver face au nord-ouest. Baissez la main droite à hauteur du bassin, puis levez-la au nord ou au nord/nord-est.

● Étendez le bras droit au même niveau que le bras gauche. Tournez les paumes des deux mains vers le haut.

● Amenez la main droite vers l'oreille. Effectuez un pas en arrière avec le pied gauche, en passant par la position intermédiaire du Pas suspendu. Le gros orteil se pose derrière le talon droit, sur une ligne centrale. Le pied droit supporte toujours le poids du corps.

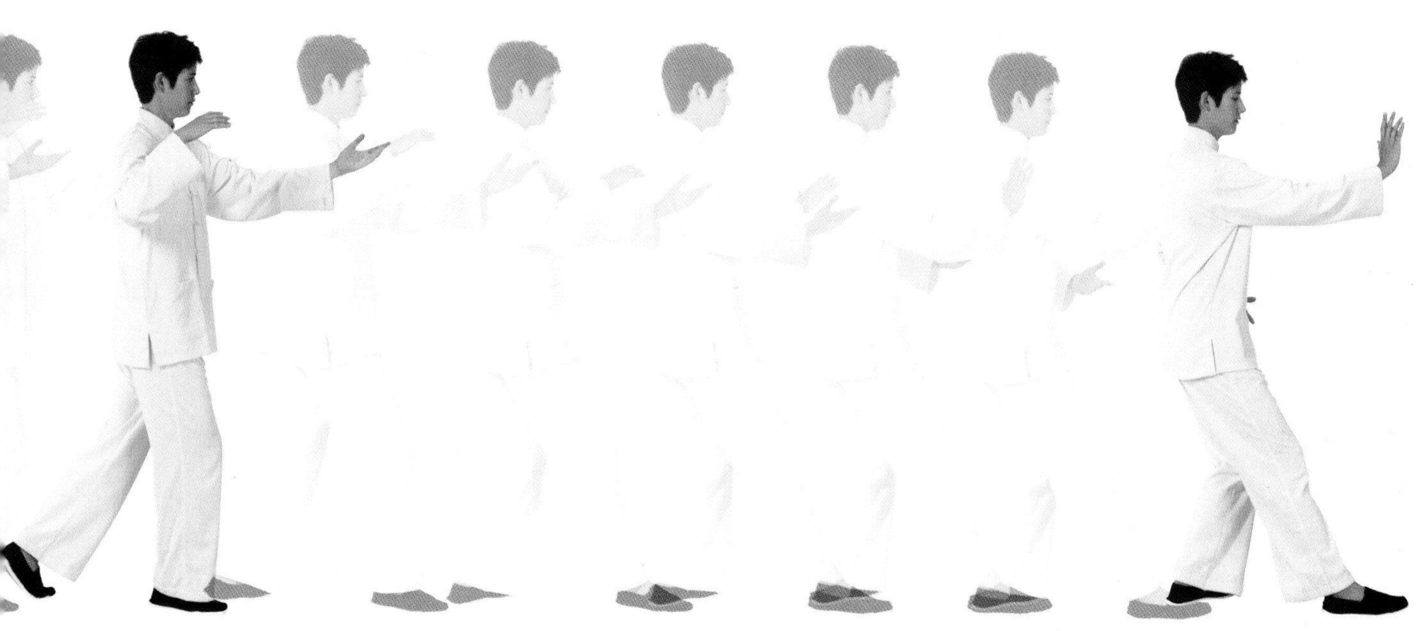

● Transférez le poids du corps sur le pied gauche et poussez doucement la paume de la main droite vers l'avant, tandis que vous tirez lentement la main gauche vers l'arrière, à côté du bassin. La main droite passe au-dessus de la gauche, sans contact.

● Tandis que le poids du corps passe d'une jambe à l'autre, laissez le talon droit pivoter vers l'extérieur.

● Dans la posture finale, la partie extérieure de la paume de la main gauche repose contre l'os pelvien (vers le devant du bassin) tandis que la main droite pousse la paume vers l'extérieur, face à vous, à l'ouest.

● Les pieds forment un pas vide. Vérifiez maintenant votre position. Le bout des doigts de la main droite est au niveau du nez.

posture 6 bis reculer et repousser le singe (2 & 4)

Comme dans l'exercice précédent, il s'agit de balancer le poids du corps d'une jambe à l'autre. Faites face au sud-est, y compris lorsque vous glissez le pied derrière vous, jusqu'à la fin du mouvement de « pousser-tirer », où vous revenez vers l'ouest.

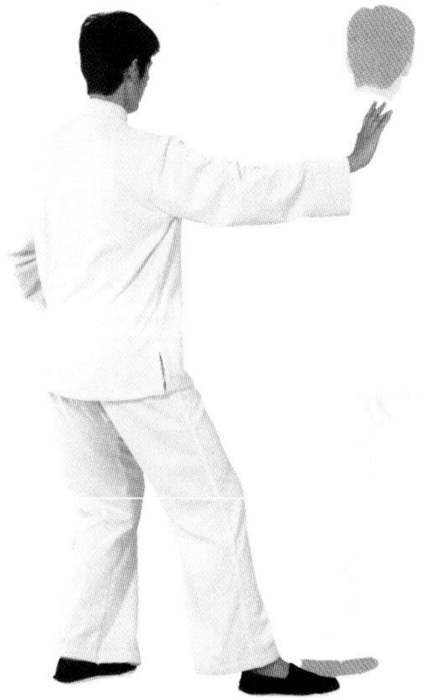

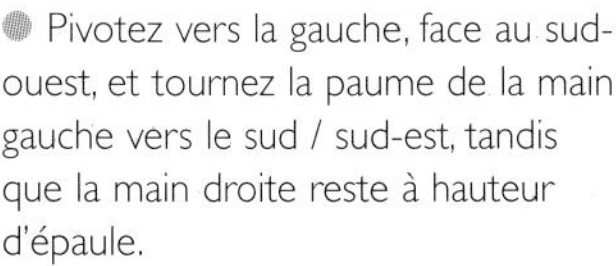

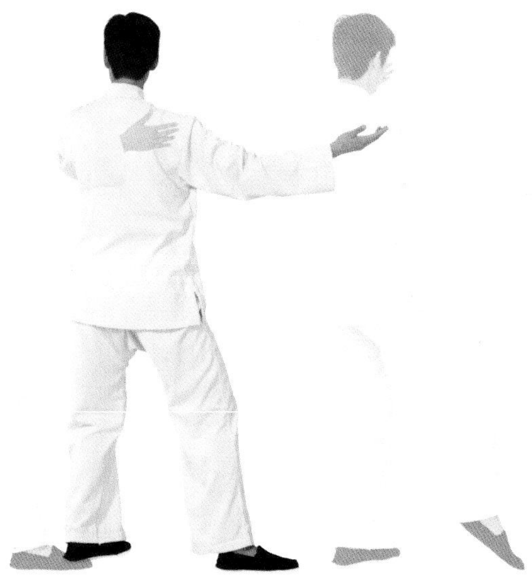

● Pivotez vers la gauche, face au sud-ouest, et tournez la paume de la main gauche vers le sud / sud-est, tandis que la main droite reste à hauteur d'épaule.

● À présent, dirigez la main gauche vers l'oreille gauche et amenez le pied droit vers l'intérieur, près du pied gauche.

● Posez les orteils du pied droit derrière vous, dans l'alignement du pied gauche, sans effectuer encore de transfert de poids.

face au sud-ouest ▶ ▶ ▶

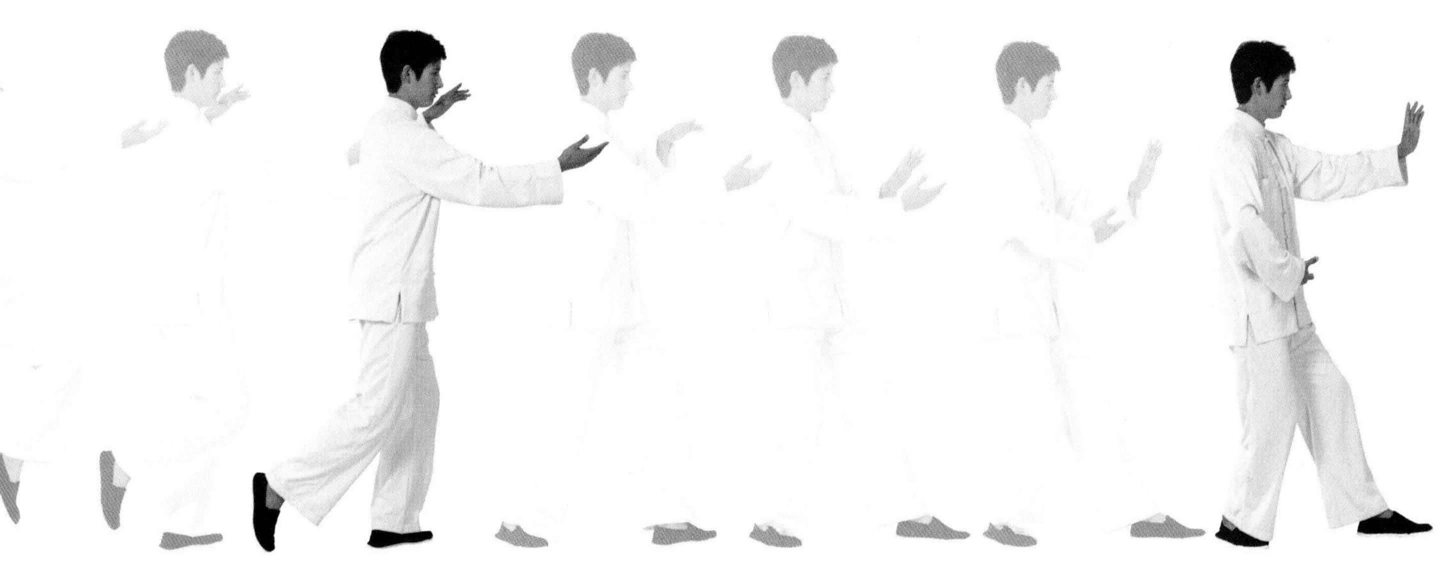

- Les mains sont ouvertes, paumes vers le ciel, les coudes restent souples.

- Le pied droit soutient maintenant le poids du corps. Poussez la main gauche en avant et tirez la droite en arrière. La main gauche passe au-dessus de la droite, sans contact.

- Puis amenez la main droite près de la hanche droite, paume vers le ciel. Laissez un espace entre le corps et le coude.

- Les extrémités des doigts de la main gauche sont au même niveau que le nez. Réalisez le mouvement Reculer et repousser le singe des deux côtés (c'est-à-dire les postures 6 et 6 bis).

posture 7 saisir la queue de l'oiseau à l'ouest (gauche)

Assurez-vous dès la posture de départ que le genou se situe juste au-dessus du pied « fort » (celui qui porte le poids du corps) et qu'il ne s'incline pas vers l'avant.

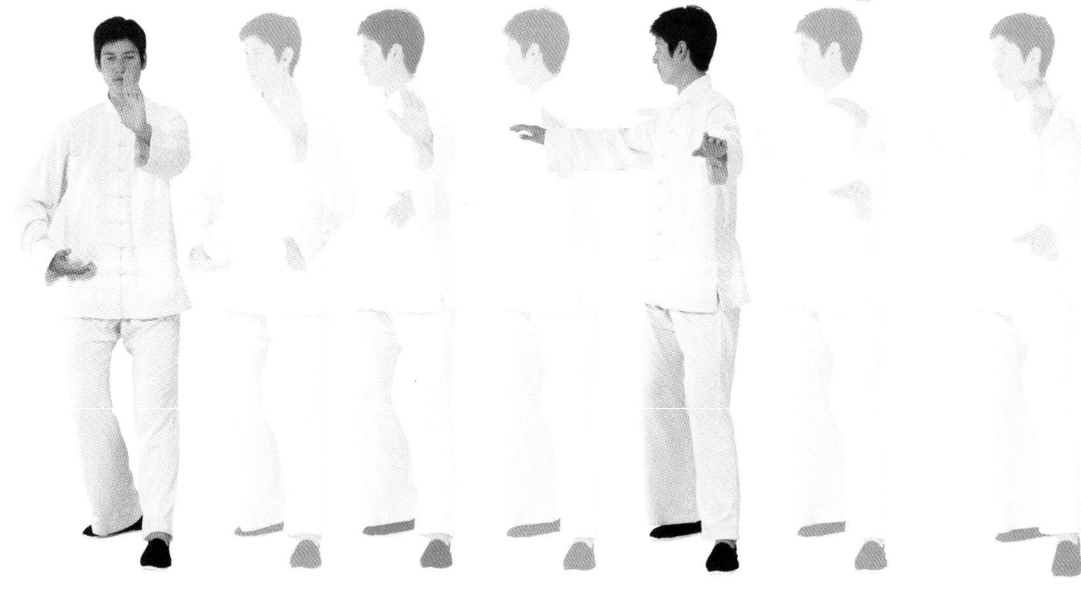

● Démarrez en posture de Reculer et repousser le singe, tournez la paume de la main droite vers le bas, les doigts au-dessus du genou gauche. Orientez la paume de la main gauche vers vous, doigts vers l'est/nord-est.

● En effectuant une rotation à partir du bassin, pivotez vers la droite, tout en levant la main droite en direction du nord/nord-est, paume vers le sol.

● Vous faites face au nord / nord-ouest, pied droit à l'ouest.

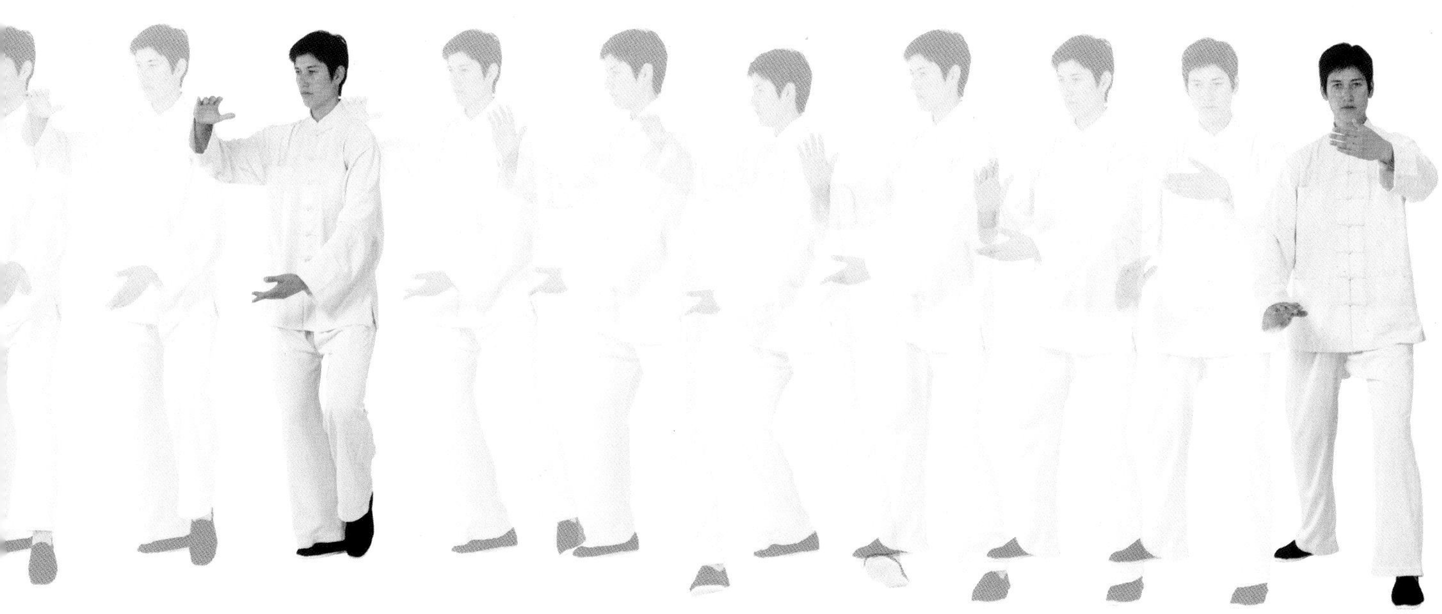

● Tournez-vous légèrement vers la gauche, au nord-ouest. Le bras droit suit le mouvement du corps et vient s'arrondir devant vous, au niveau du bassin. La main droite sous la main gauche, vous semblez porter un ballon.

● Dans le même temps, amenez le pied gauche en Pas suspendu.

● Pivotez vers l'ouest et transférez le poids du corps sur le pied gauche, alors que vous levez la main gauche devant vous, paume tournée vers l'intérieur. Poussez la paume de la main droite vers le bas.

● La main gauche achève le mouvement à hauteur de la bouche, paume face au visage.

pivotez au nord-ouest ▶ **pivotez vers l'ouest** ▶

posture 7 bis *saisir la queue de l'oiseau à l'ouest (gauche)*

C'est la taille qui initie le mouvement des bras. Ainsi, la rotation de 'a taille génère le déplacement des bras vers l'ouest/sud-ouest, lesquels ne bougent pas d'eux-mêmes. Attention à maintenir, immédiatement après la posture Peng (ou Contenir), le poids du corps sur le pied avant.

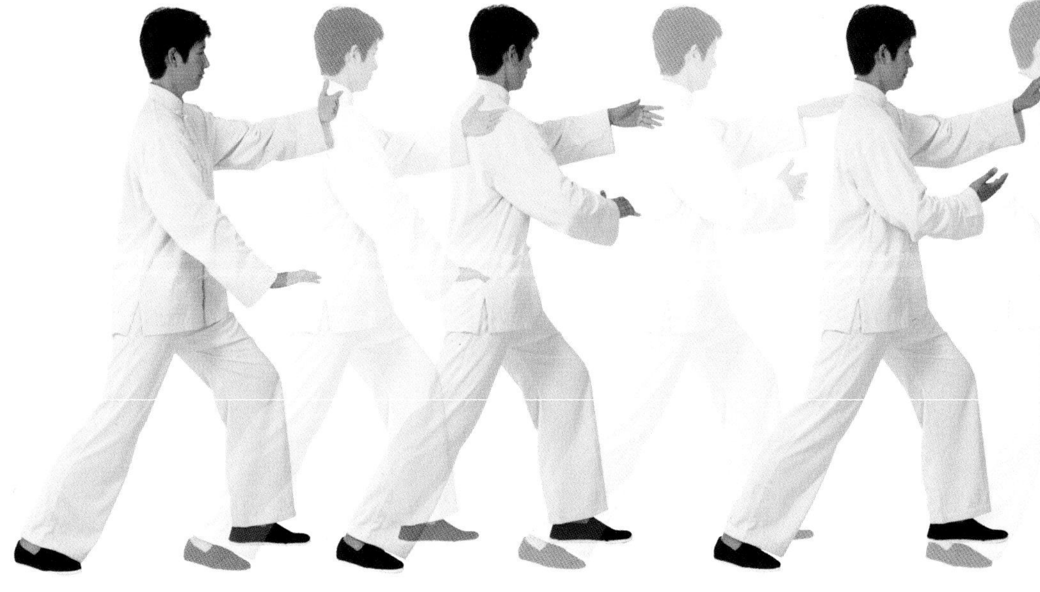

● À partir de cette posture, appelée Peng, ou Contenir, pivotez doucement vers la gauche, direction ouest/sud-ouest.

● Les bras suivent le mouvement du corps et la main droite se lève, paume toujours vers le bas.

● Tournez maintenant la paume de la main gauche vers le sol et la paume de la main droite vers le ciel.

pivotez vers l'ouest/sud-ouest ▶ ▶ **face à l'ouest/sud-ouest** ▶

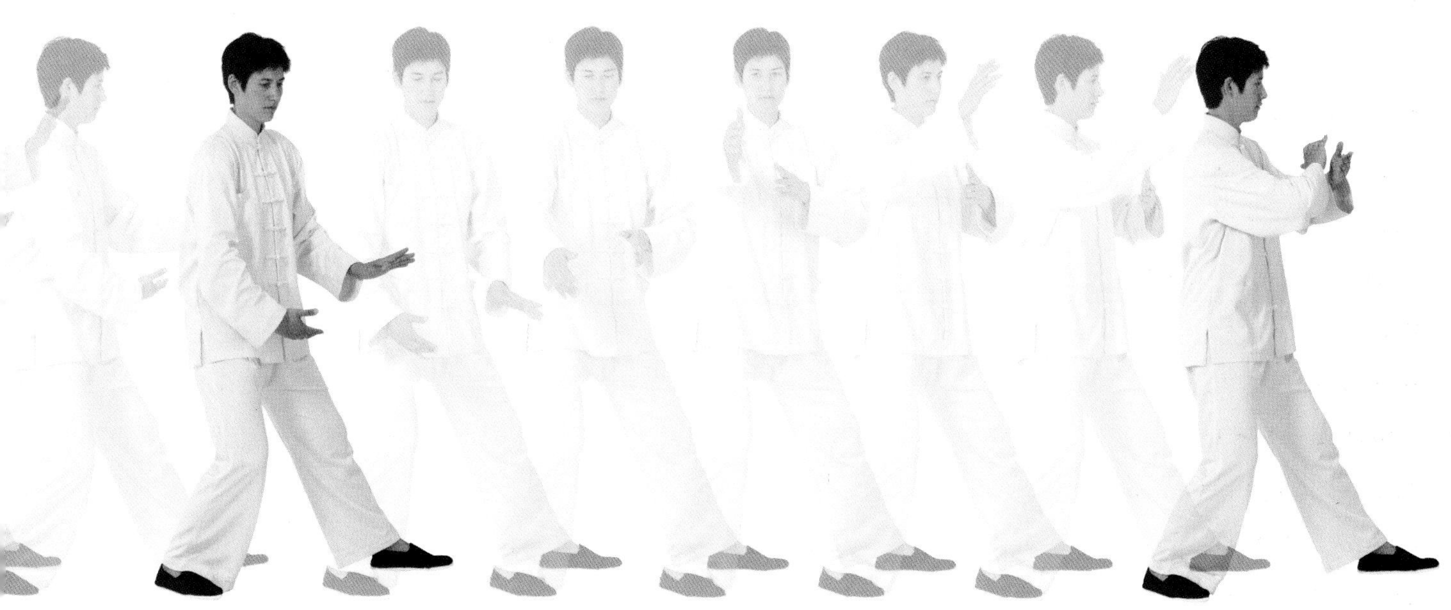

● Pendant que le poids du corps passe sur la jambe droite, baissez et ramenez doucement les mains vers vous. Ce mouvement se nomme Lu ou Tirer vers l'arrière. Tournez vers la droite, pour vous retrouver face au nord-ouest.

● Dans un mouvement circulaire, levez la main droite vers le nord ou le nord/nord-est, paume face à l'ouest. Tournez la paume de la main gauche vers vous et levez-la également.

● Pivotez maintenant vers l'ouest. La main droite, en continuant à monter, dessine un arc de cercle devant la poitrine, le coude plié et la paume toujours face à l'ouest.

● Puis elle descend devant le buste et rencontre la main gauche ; les bases des deux paumes entrent en contact. Le poids du corps repose encore sur le pied droit.

pivotez vers le nord-ouest ▶

pivotez vers l'ouest ▶

posture 7 ter saisir la queue de l'oiseau à l'ouest (gauche)

Afin de rester bien droit pendant toute cette série, ayez toujours conscience des transferts de poids (d'abord sur le pied arrière, ou plus précisément sur l'arrière du talon, puis sur le pied avant). L'axe du bassin ne change pas.

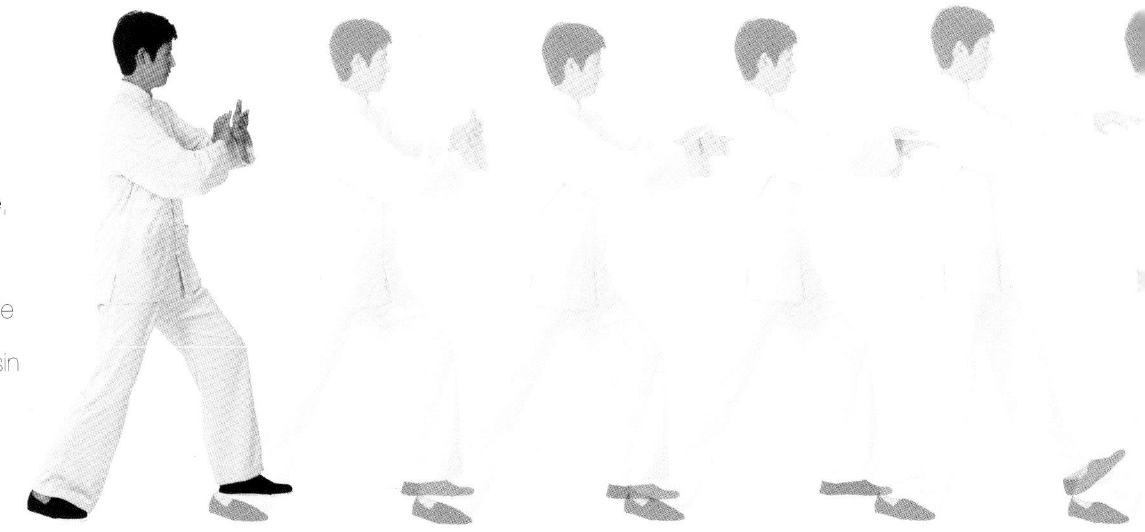

● Ce mouvement s'intitule Ji, ou Presser. Les paumes en contact à la base de la main, poussez vos bras en avant et transférez le poids du corps sur la jambe gauche.

● Les bras sont à présent tendus et le poids du corps repose à 70 % sur la jambe avant, contre 30 % sur la jambe arrière.

● Tournez les paumes des mains vers le bas, puis « balayez » le dos de la main gauche avec la paume de la main droite. Écartez les mains d'une largeur d'épaules. Reposez-vous sur le pied droit et relevez les orteils du pied gauche.

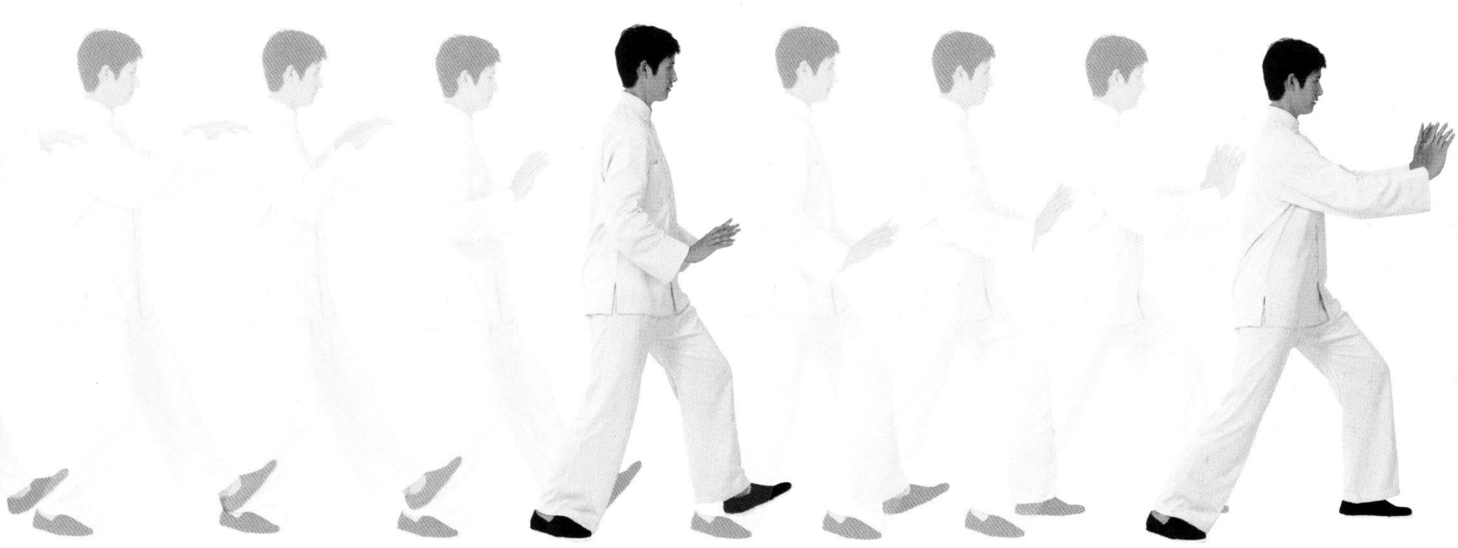

● Tirez les mains vers la poitrine, puis faites-les descendre jusqu'au niveau de la taille, les doigts légèrement relevés.

● Transférez maintenant le poids du corps vers l'avant, sur la jambe gauche, et plaquez le pied gauche au sol.

● Montez et poussez les mains devant vous, à hauteur d'épaules ; tendez les bras, sans bloquer les coudes.

● Ce mouvement final s'appelle An, ou Repousser.

posture 8 saisir la queue de l'oiseau à l'est (droite)

Pour entamer ce mouvement, vous allez pivoter sur la droite, sans modifier la hauteur des mains. La main gauche évoluera à vitesse constante et plus lentement que la main droite. Au moment où le pied droit effectuera un Pas suspendu, les mains se placeront en « tenue de ballon », main gauche en position supérieure.

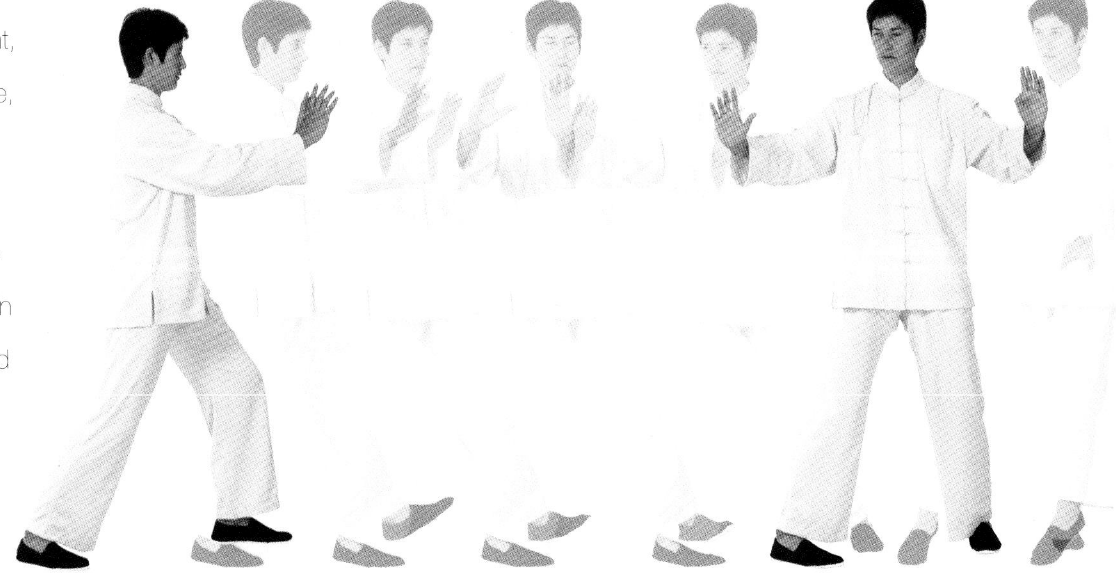

● Démarrez en posture An, ou Repousser. Le dos droit, fixez le regard devant vous. Transférez le poids du corps en arrière, sur le pied droit, tandis que les orteils du pied gauche se décollent du sol et que le bassin pivote vers la droite.

● Orientez-vous face au nord en faisant pivoter le talon gauche, puis en posant les orteils du pied gauche au nord. Les mains accompagnent le mouvement, la main gauche se déplaçant moins vite que la droite, qui s'écarte vers le nord-est.

● Poursuivez la rotation du corps en transférant le poids à l'arrière, sur le pied gauche, et en baissant la main droite.

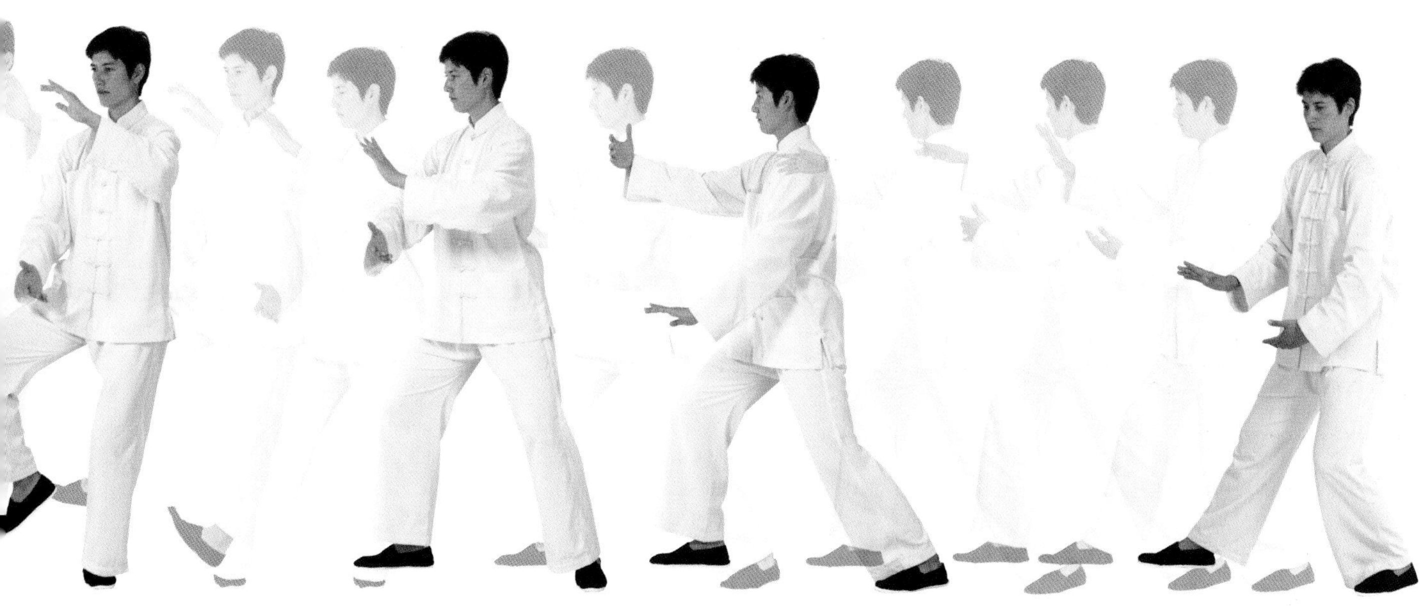

● Tandis que vous pivotez vers le nord-est, orientez la paume de la main gauche vers le sol et celle de la main droite vers le ciel, de sorte que les mains paraissent tenir un ballon. Amenez le pied droit en Pas suspendu.

● Vous vous tournez maintenant vers l'est et transférez le poids du corps sur le pied droit, de manière à pouvoir glisser le talon gauche en arrière. Levez la main droite, paume face à la bouche.

● Vous êtes maintenant en posture Peng, ou Contenir, et vous allez continuer à pivoter vers la droite, en laissant les bras suivre le mouvement. La main droite se tourne vers le sol, la main gauche vers le ciel.

● À présent, transférez à nouveau le poids du corps sur la jambe gauche et dirigez doucement les mains vers la taille. Nous retrouvons la posture Lu, ou Tirer vers l'arrière. Pivotez légèrement vers la gauche, pour faire face au nord-est.

pivotez au nord-est **pivotez à l'est** ▶ **face au nord-est**

posture 8 bis *saisir la queue de l'oiseau à l'est (droite)*

Ce mouvement poursuit le précédent. Veillez à ce que vos hanches restent à la même hauteur. Dans la posture Lu, alors que les mains descendent, il n'est pas rare de se pencher par inadvertance ; aussi, surveillez toujours le sommet de votre crâne. Au moment de baisser les mains jusqu'au niveau de la taille, pour adopter la posture Lu, évitez de serrer les bras contre le corps.

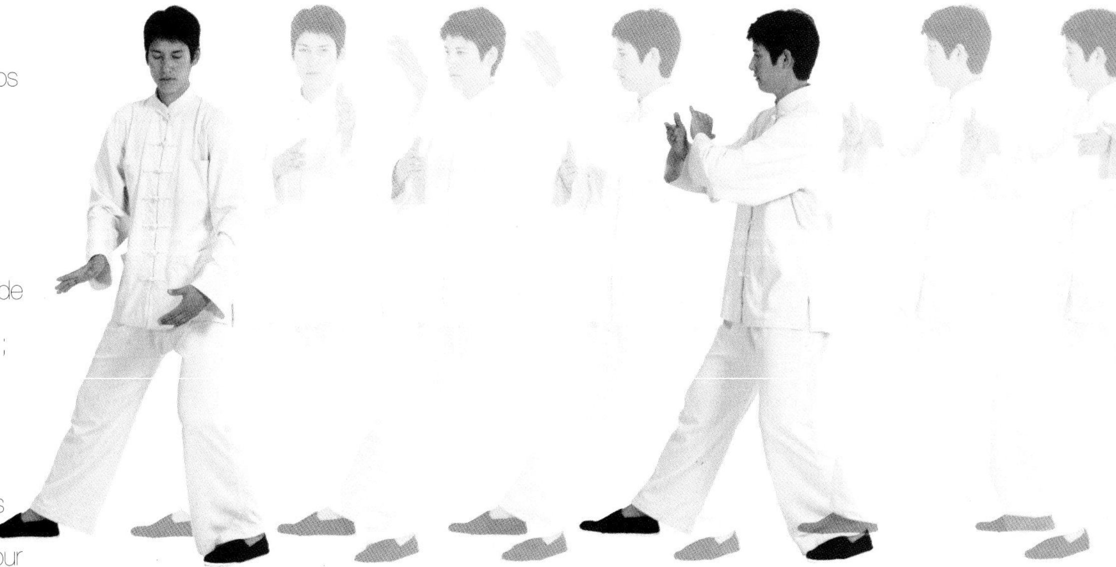

● Dans un mouvement circulaire, dirigez la main gauche vers le nord ou le nord/nord-ouest et tournez la paume face à l'est, tandis que la main droite monte à la verticale, paume vers vous et coude plié.

● À présent, pivotez vers l'est. Comme la main gauche atteint le niveau du buste, pliez le coude et continuez à lever la main, de manière à dessiner un arc de cercle, paume toujours tournée vers l'extérieur.

● La main gauche descend devant le torse et rencontre la main droite qui monte. Les mains entrent en contact à la base du poignet. Poussez alors les bras devant vous, poignets toujours joints, et transférez le poids du corps sur l'avant.

▸ **pivotez à l'est** ▸

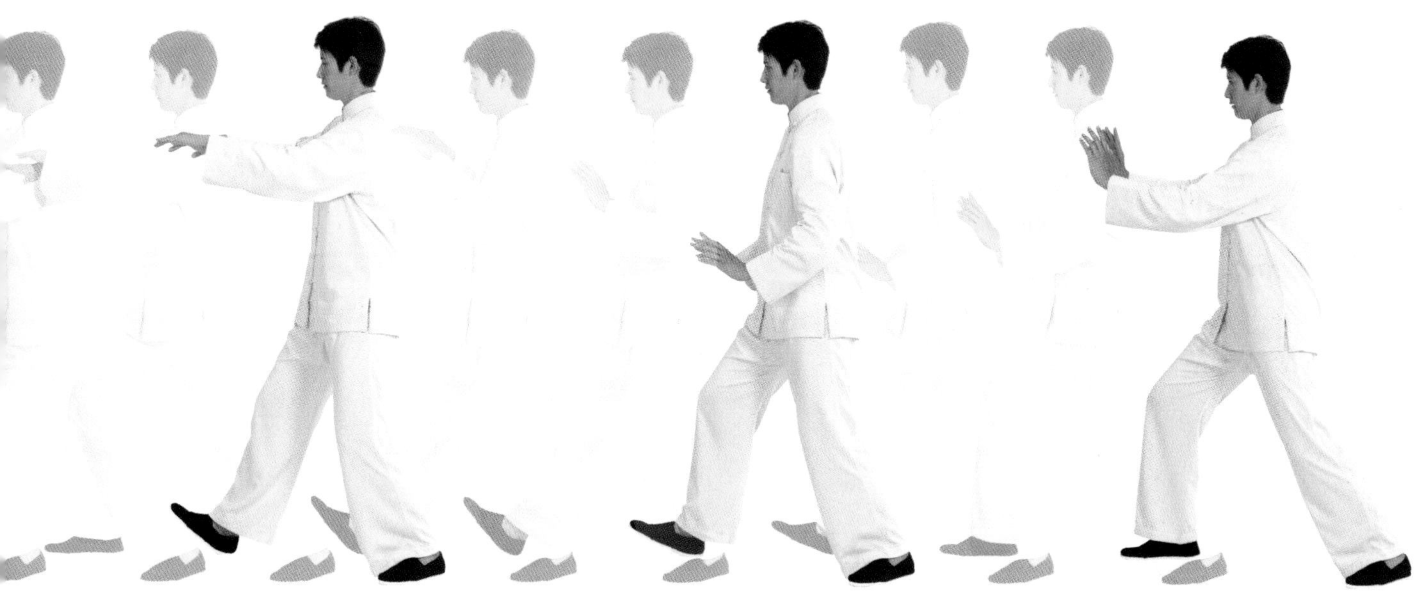

● Bras tendus, paumes tournées vers le bas, « balayez » le dos de la main droite avec la main gauche. Écartez les mains à hauteur d'épaules, basculez sur le pied gauche et décollez du sol les orteils du pied droit.

● Ramenez les mains vers la poitrine, puis poussez-les vers le bas, en direction de la taille, doigts relevés. Transférez à nouveau le poids du corps sur la jambe droite et plaquez le pied au sol.

● Levez les mains à hauteur d'épaules et poussez-les loin de vous en tendant les bras, sans cependant bloquer les coudes.

● Cette posture se nomme An, ou Repousser.

face à l'est

postures 9 à 16

posture 9

simple fouet

Tandis que le corps effectue une importante rotation sur la gauche, ne laissez surtout pas le pied gauche accompagner le mouvement. La main supérieure reste détendue, comme si vous cherchiez à balayer quelque chose vers la gauche ; ayez la même sensation lorsque la main gauche se déplacera vers la droite.

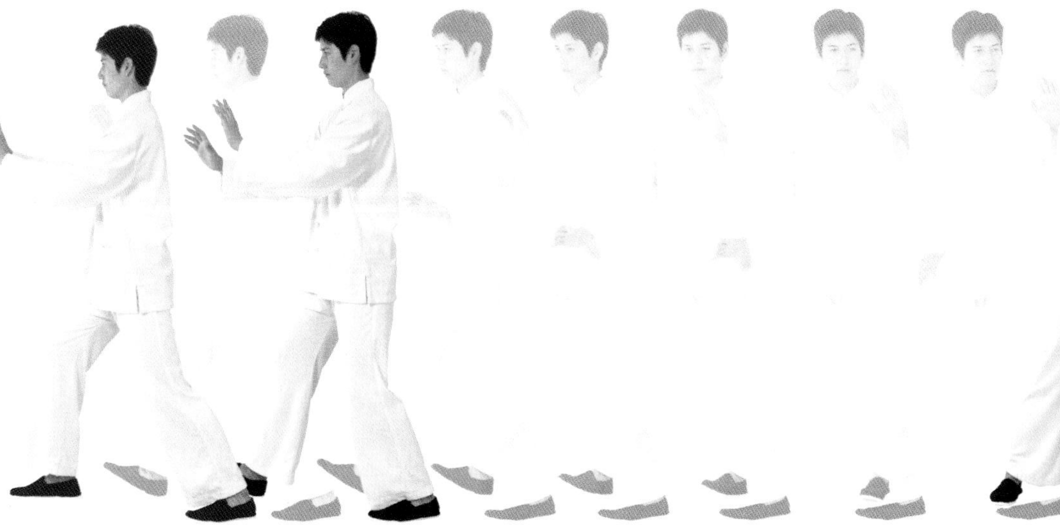

● Faites progressivement passer le poids du corps en arrière, sur la jambe gauche, en restant face à l'est.

● Le poids sur le pied gauche, pivotez au nord / nord-ouest. Soulevez les orteils du pied droit et pointez-les vers le nord.

● Abaissez la main droite à hauteur du bassin et poussez la paume vers l'extérieur, au nord / nord-ouest. La main gauche suit le mouvement et s'oriente également au nord / nord-ouest.

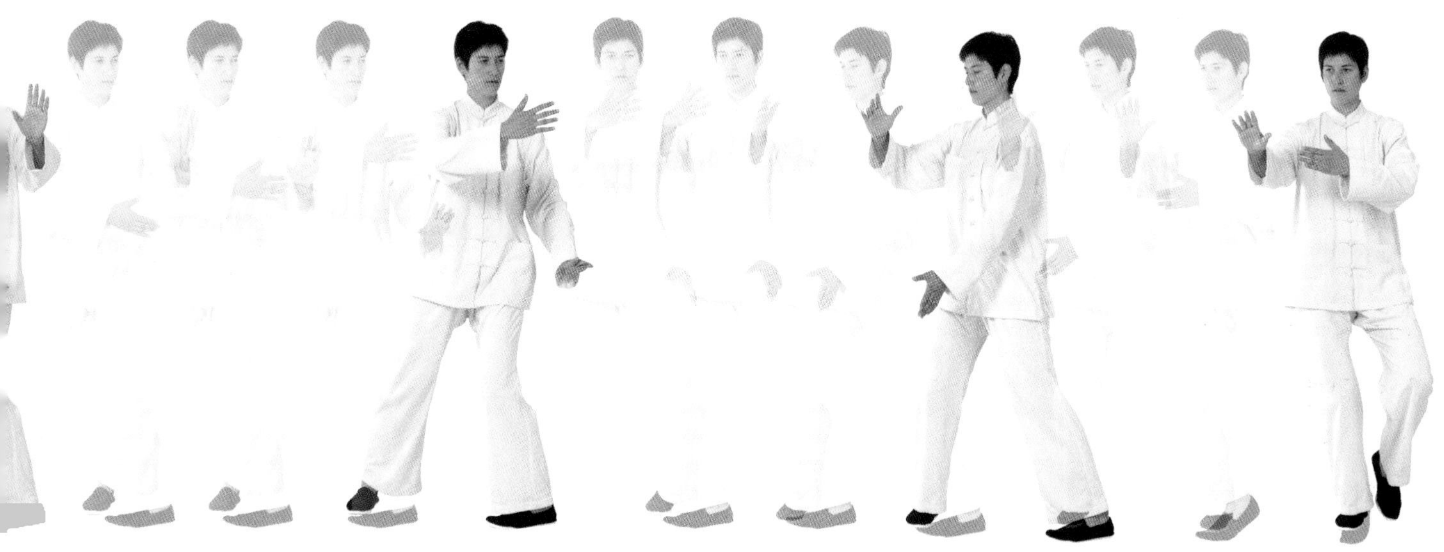

● Sans transfert de poids, vous allez modifier la posture des mains : baissez la gauche et montez la droite jusqu'à hauteur de la gorge, paume vers vous. Le pied gauche demeure face au nord-est.

● Poussez la paume de la main gauche au nord/nord-est et laissez la main droite passer à gauche pour accompagner la rotation du corps vers la droite. En atteignant le niveau du flanc gauche, la main droite pivote et la paume se tourne vers l'extérieur.

● Amenez le pied gauche vers la droite en Pas suspendu. Levez la paume de la main gauche et approchez-la du poignet droit.

● La main gauche pointe vers le pli du poignet droit, paume face à vous. La paume de la main droite, quant à elle, est orientée vers l'extérieur.

pivotez vers le nord / nord-ouest ▶ **pivotez vers le nord/nord-est**

posture 9 bis

simple fouet

Au moment d'effectuer le Fouet, détendez les épaules, en particulier la droite. Rentrez bien ce qu'on appelle le « Bec de grue », exposant ainsi le poignet. Ce mouvement constitue une unité de frappe. Pour pivoter, appuyez-vous sur le pied droit et fléchissez le genou.

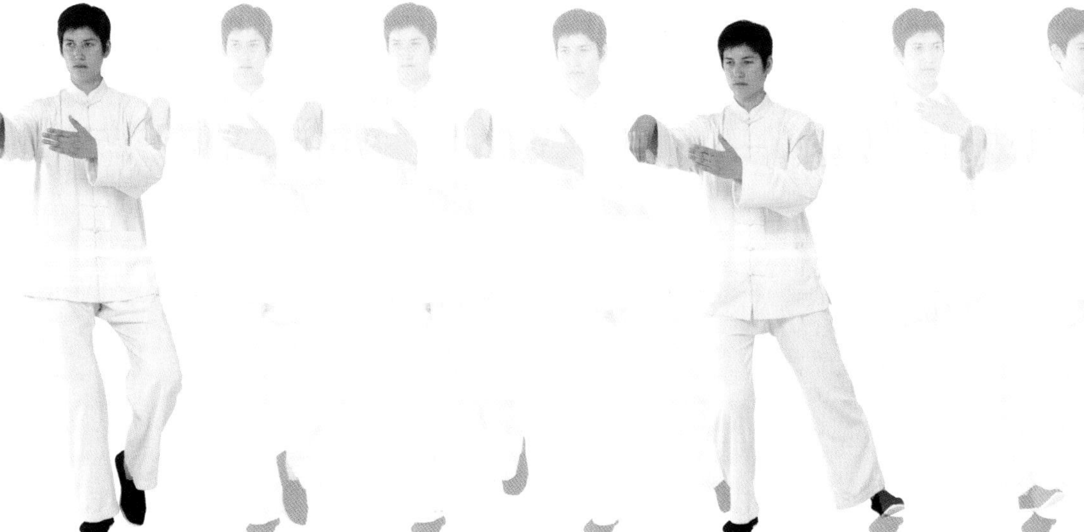

● Poussez la main droite légèrement sur la droite (au-delà de l'épaule). Réunissez le pouce et les autres doigts. Le poignet plié forme un crochet, que l'on nomme Bec de grue.

● Réalisez un pas en diagonale avec le talon gauche, vers l'ouest / sud-ouest.

● À présent, transférez les 2/3 du poids du corps sur la jambe gauche tandis que les orteils pivotent vers l'ouest. Les jambes sont en posture d'Arc.

face au nord ▶ ▶ **commencez à pivoter vers l'ouest** ▶

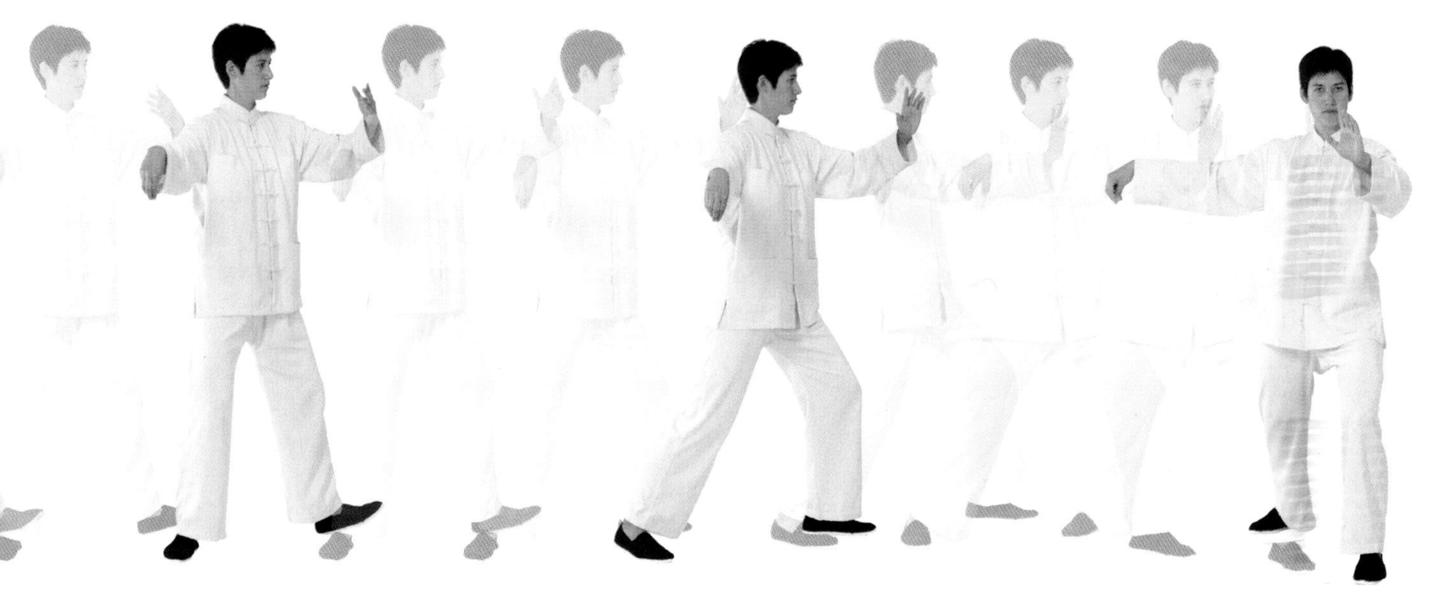

● Ouvrez dans le même temps le bras gauche légèrement sur le côté. Lors de ce geste, le poignet pivote de manière à tourner la paume vers l'extérieur, c'est-à-dire vers l'ouest.

● Durant ce mouvement, le bras droit est resté étendu, la main en position de Bec de grue.

● Alors que vous achevez ce mouvement, glissez le talon droit vers l'arrière, les orteils pointés approximativement vers le nord-ouest.

● Poussez le genou gauche vers l'avant et pointez les orteils vers l'ouest. Les doigts de la main gauche sont redressés, au même niveau que le bout du nez.

▶ **face à l'ouest**

▶ **face à l'ouest**

posture 10 *mouvoir les mains comme les nuages*

Dans cette série, les bras semblent beaucoup se déplacer ; en réalité, par comparaison avec le corps, ils ne sont pas très mobiles. L'essentiel du mouvement réside dans la rotation du corps vers la droite, puis la gauche.

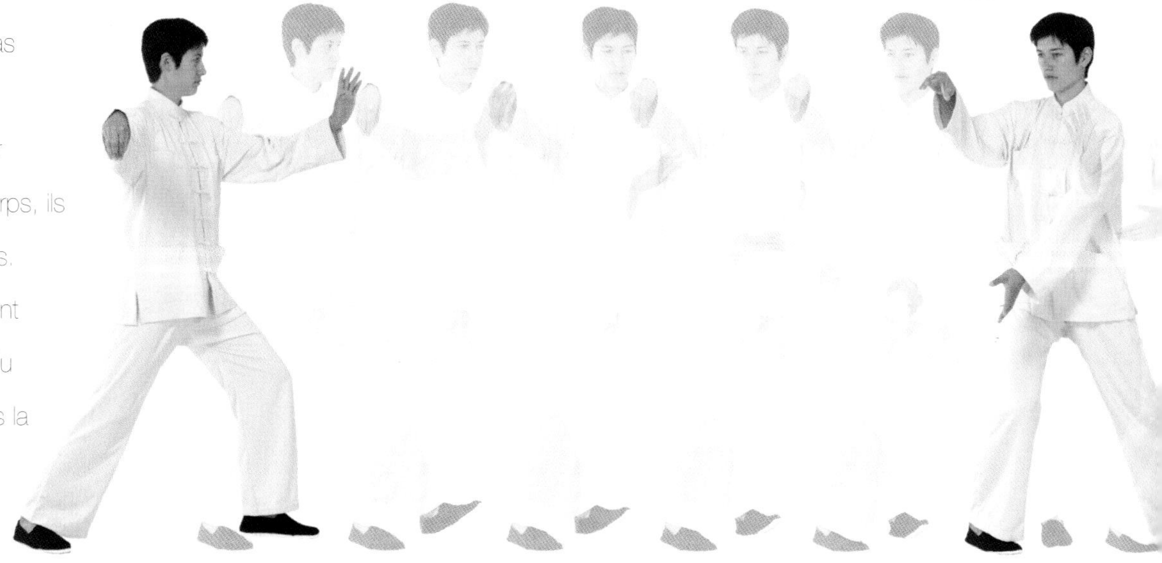

● En partant de la posture finale de l'exercice précédent, dite Simple fouet, faites passer le poids du corps en arrière, sur la jambe droite, tout en soulevant les orteils du pied gauche.

face à l'ouest ▶

● Alors que, en appui sur le talon gauche, vous pivotez vers la droite, poussez la paume de la main gauche vers le bas et la droite. Les orteils du pied gauche viennent se poser en direction du nord, tandis que les orteils du pied droit ne bougent pas.

pivotez au nord ▶

● Une fois dans l'axe de la diagonale droite, ouvrez la main droite (jusqu'alors en Bec de grue) et tournez la paume vers l'extérieur. La paume de l'autre main fait face au ciel. Le poids du corps repose sur le pied droit.

face au nord-est ▶

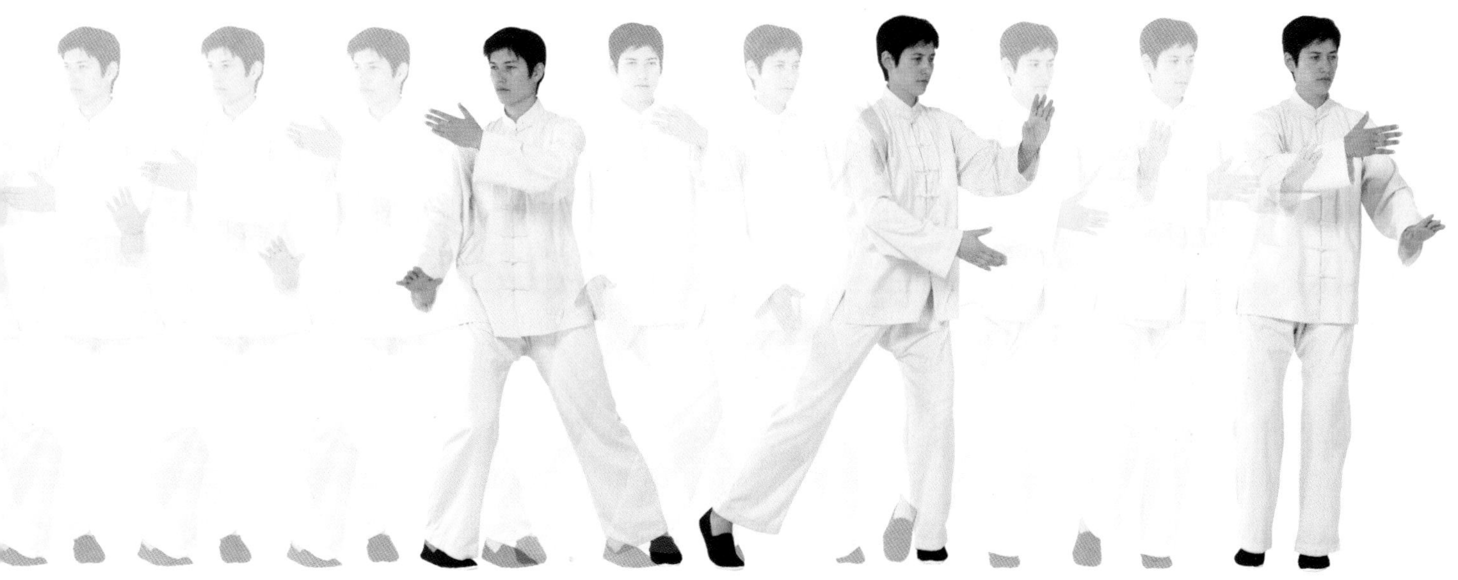

Sans transfert de poids, commencez à modifier la posture des mains.

Baissez la main droite à hauteur des hanches et montez la main gauche, de sorte que la paume soit tournée vers votre gorge.

Faites alors passer le poids du corps sur la jambe gauche afin de pivoter de ce côté. Simultanément, poussez la paume de la main droite dans le coin gauche, à hauteur des hanches. Puis tournez la paume de la main gauche vers l'extérieur.

Venez placer le pied droit parallèlement au gauche, à une distance d'environ un poing. Baissez la main gauche, montez la droite.

face au nord-est ▸

pivotez au nord-ouest

face au nord ▸

posture 10 bis *mouvoir les mains comme les nuages*

Dans cette seconde partie de la série, imaginez que vos bras dessinent deux cercles dans deux sens opposés – la main droite dans le sens des aiguilles d'une montre, la main gauche dans le sens inverse. Les cercles seront fluides, réguliers, et rythmeront les mouvements des pieds.

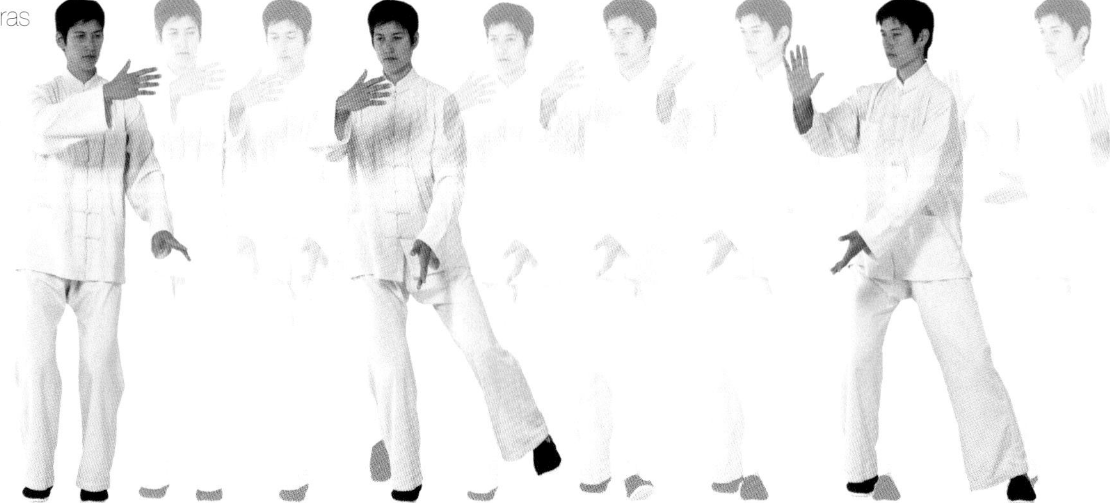

- Transférez lentement le poids du corps sur le pied droit et pivotez dans cette direction, tout en soulevant le talon gauche.
- Alors que le pied gauche effectue un pas de côté, amenez la main gauche devant la hanche droite.
- Tournez alors la paume de la main droite vers l'extérieur, à hauteur de la gorge. Le poids du corps repose toujours sur le pied droit.

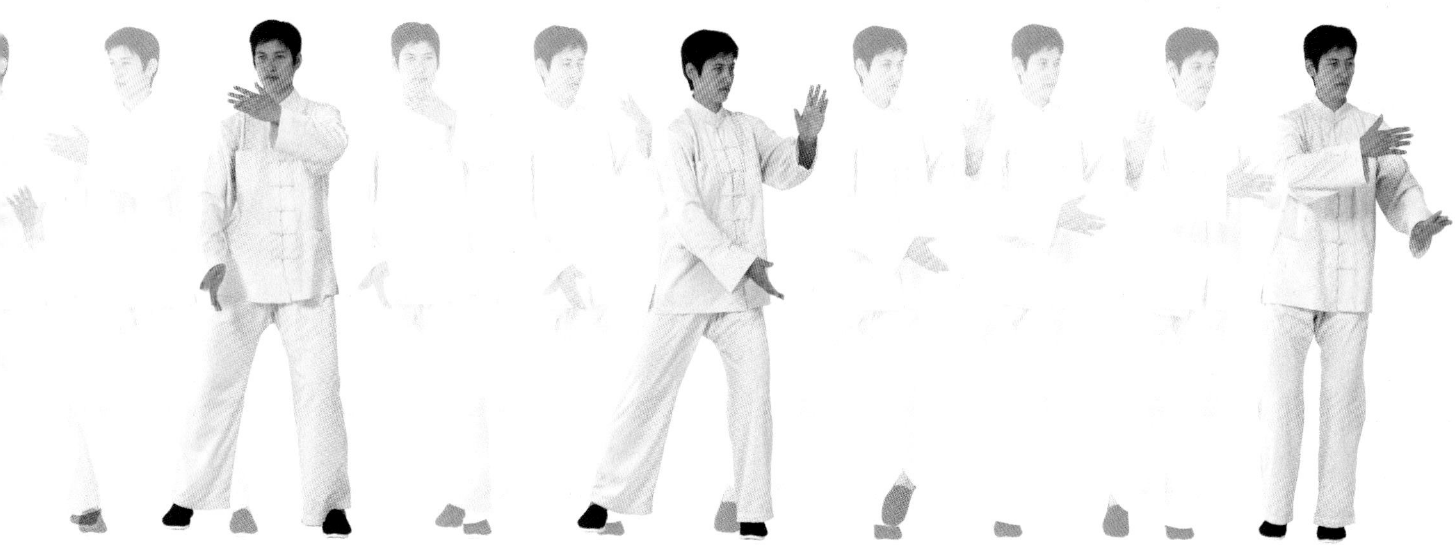

● Modifiez progressivement la position des mains : la main gauche monte vers vous, paume vers l'intérieur, et la main droite descend à hauteur des hanches.

● Transférez le poids du corps sur le pied gauche tout en amenant la main droite en face de la hanche gauche.

● Lorsque vous avez réalisé ce mouvement, tournez la paume de la main gauche vers l'extérieur.

● Dans le même temps, effectuez un pas de côté avec le pied droit, afin de le rapprocher du gauche, à une distance équivalente à un poing.

face au nord ▶ **pivotez au nord-ouest** ▶

posture 10 ter *mouvoir les mains comme les nuages*

Décontractez complètement les épaules durant la série, bien qu'on soit parfois tenté de soulever l'épaule de la main qui monte. Il peut être utile de penser à détendre l'omoplate plutôt que l'épaule elle-même.

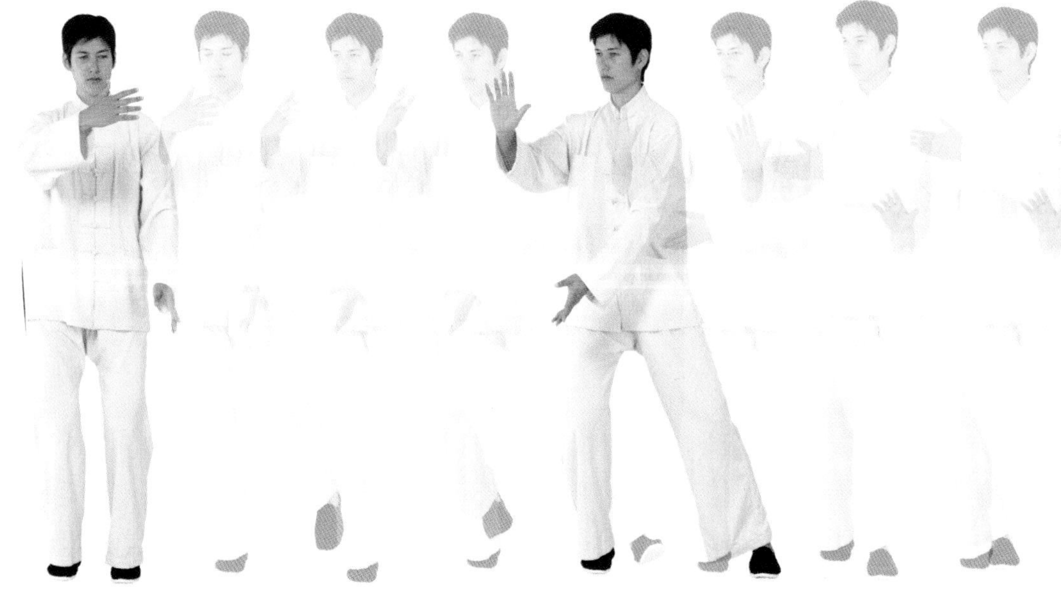

● Transférez le poids du corps sur la jambe droite, soulevez le pied gauche et faites un pas de côté pour le placer parallèlement au droit, à une largeur d'épaules.

● Amenez la main gauche devant la hanche droite, dans le coin inférieur droit. Tournez la paume de la main droite vers l'extérieur, à hauteur de la gorge.

● Alors que la majeure partie du poids du corps repose encore sur la jambe droite, descendez la main droite et montez la gauche.

face au nord ▶ **pivotez au nord-est** ▶ ▶

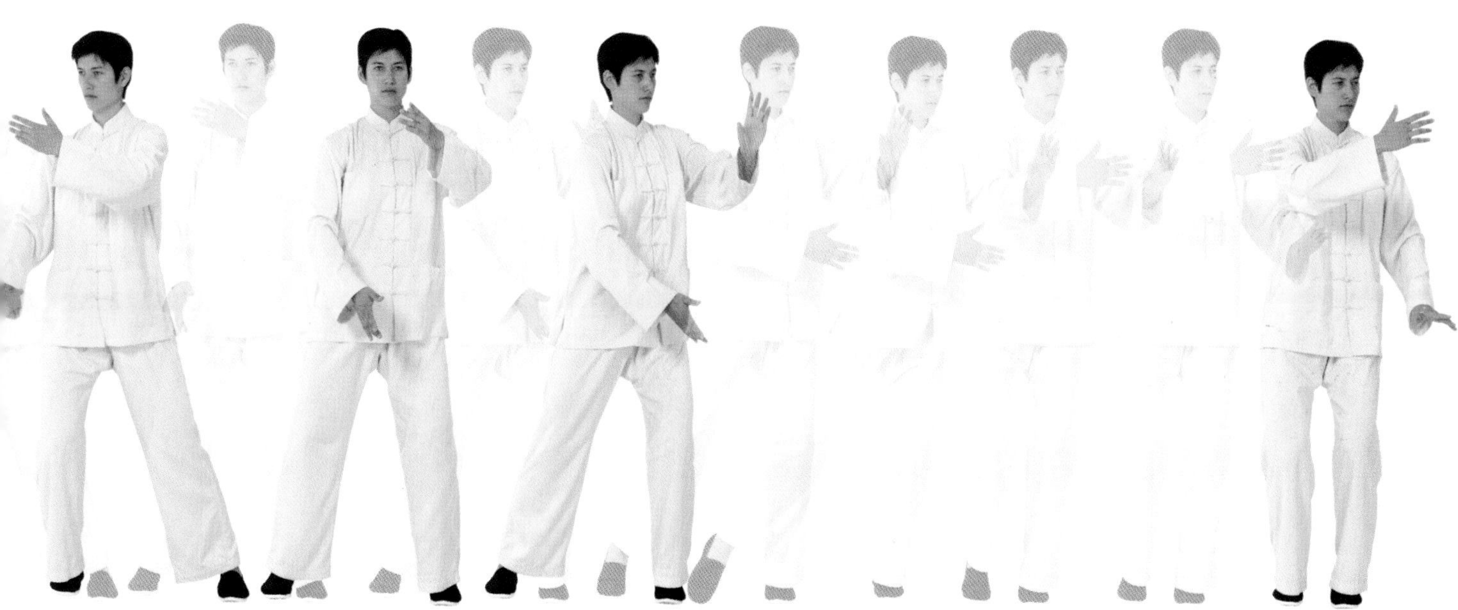

● Lorsque la main droite arrive à hauteur des hanches, poussez la paume dans le coin inférieur gauche (c'est-à-dire devant la hanche gauche), tout en transférant progressivement le poids du corps à gauche.

● Tournez la paume de la main gauche vers l'extérieur. Vous allez à nouveau changer la position des mains.

● Ramenez le pied droit vers l'intérieur tout en baissant la main gauche, paume vers le bas, et en montant la main droite.

● Terminez la série avec la main gauche à hauteur de la taille, paume tournée vers le bas, et la main droite à hauteur de la gorge, paume vers vous.

pivotez au nord

pivotez au nord-ouest ▶

▶

posture 11 *simple fouet*

Voici une seconde forme du mouvement Simple fouet. Là encore, les épaules risquent de se soulever, en particulier l'épaule droite dans la posture finale ; veillez donc à bien les détendre.

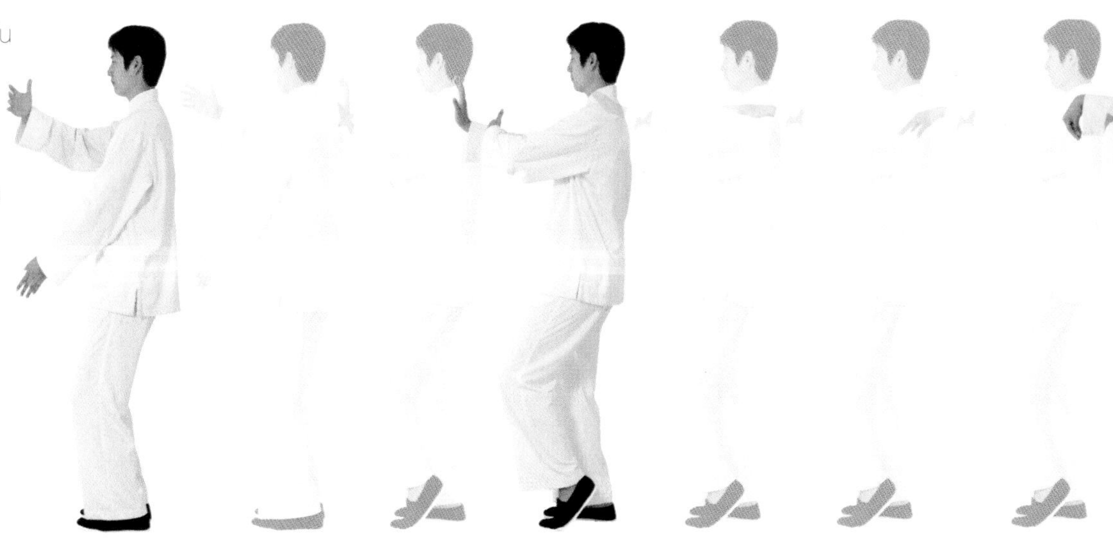

● Placez le poids du corps sur le pied droit tout en poussant la main gauche vers la hanche droite.

● Puis montez la main gauche jusqu'à ce que le bout des doigts pointe vers le pli du poignet droit. Le pied gauche vient se positionner en Pas suspendu.

● Poussez la paume de la main droite vers l'extérieur, avant de plier le poignet dans l'autre sens et de réunir le pouce et les autres doigts, de manière à former un crochet.

face au nord ▶ **pivotez vers le nord-est** ▶ ▶

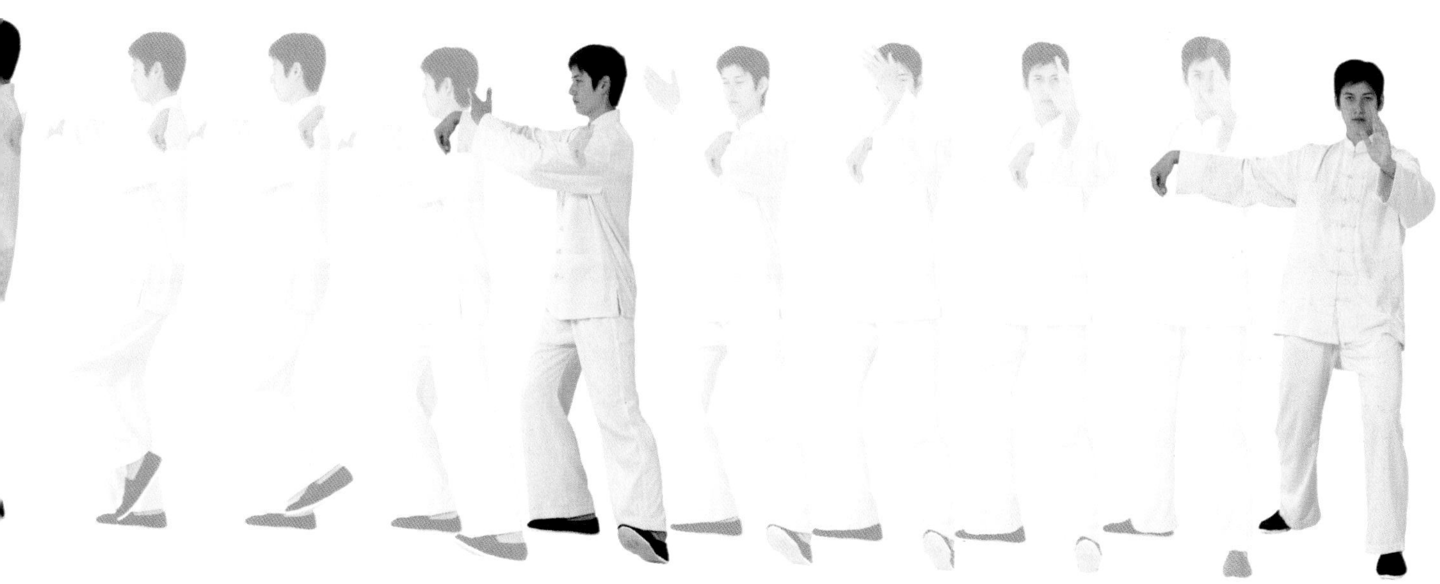

● La main droite forme ainsi un autre Bec de grue. Le poignet est à hauteur de l'épaule.

● Le pied gauche recule d'un pas en diagonale, à l'ouest / sud-ouest. Le poids du corps repose toujours sur le pied droit.

● Transférez maintenant le poids du corps sur le pied gauche et dessinez un grand arc de cercle avec le bras gauche. Le gros orteil gauche et le corps désignent désormais la même direction : l'ouest.

● Alors que vous posez le gros orteil au sol, tournez la paume de la main gauche vers l'extérieur. Puis glissez le talon droit en arrière. Le poids du corps repose à 70 % sur l'avant et à 30 % sur l'arrière.

▶ **pivotez pour faire face à l'ouest** ▶

posture 12 caresser l'encolure du cheval

Dans ce mouvement, la posture finale des mains est identique à celle de Reculer et repousser le singe, à une différence près : la main gauche n'est pas autant en arrière. Une des applications de cette posture consiste à maîtriser de la main gauche le coude droit de l'adversaire, tout en le frappant de la main droite.

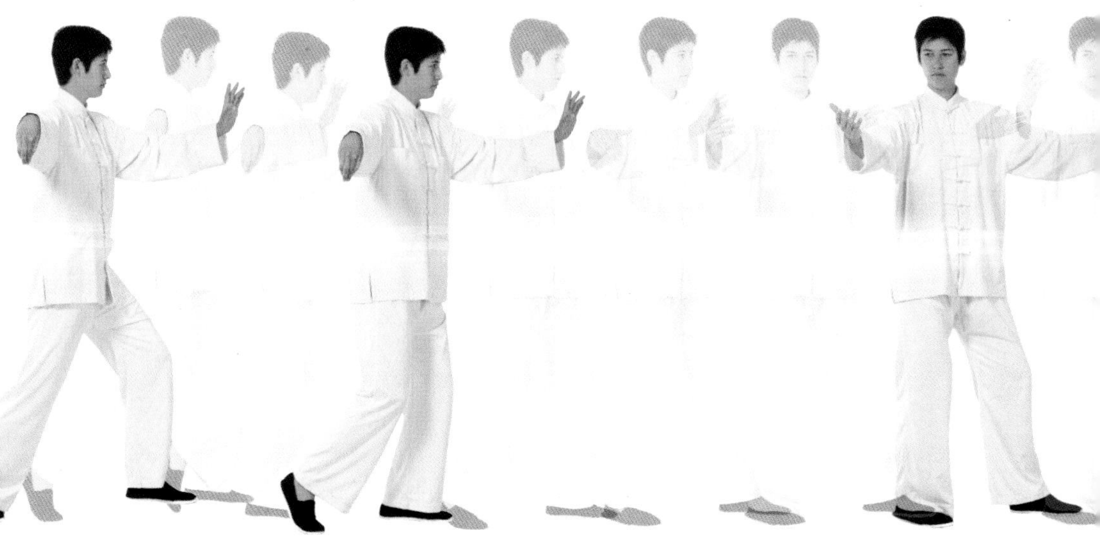

● En partant de la posture de Simple fouet, faites un demi-pas sur le côté avec le pied droit et pivotez vers la gauche.

● Posez le gros orteil droit au sol, puis le talon, en diagonale, de sorte que l'axe du pied forme un angle de 45 degrés avec le reste du corps. Le pied droit pointe donc vers le nord-ouest.

● Tournez les paumes des deux mains vers le ciel tout en vous reposant sur la jambe droite. Pivotez vers la droite, le regard dans le prolongement de la main droite.

pivotez vers l'ouest/sud-ouest ▶ ▶ **corps face au nord-ouest ▶**

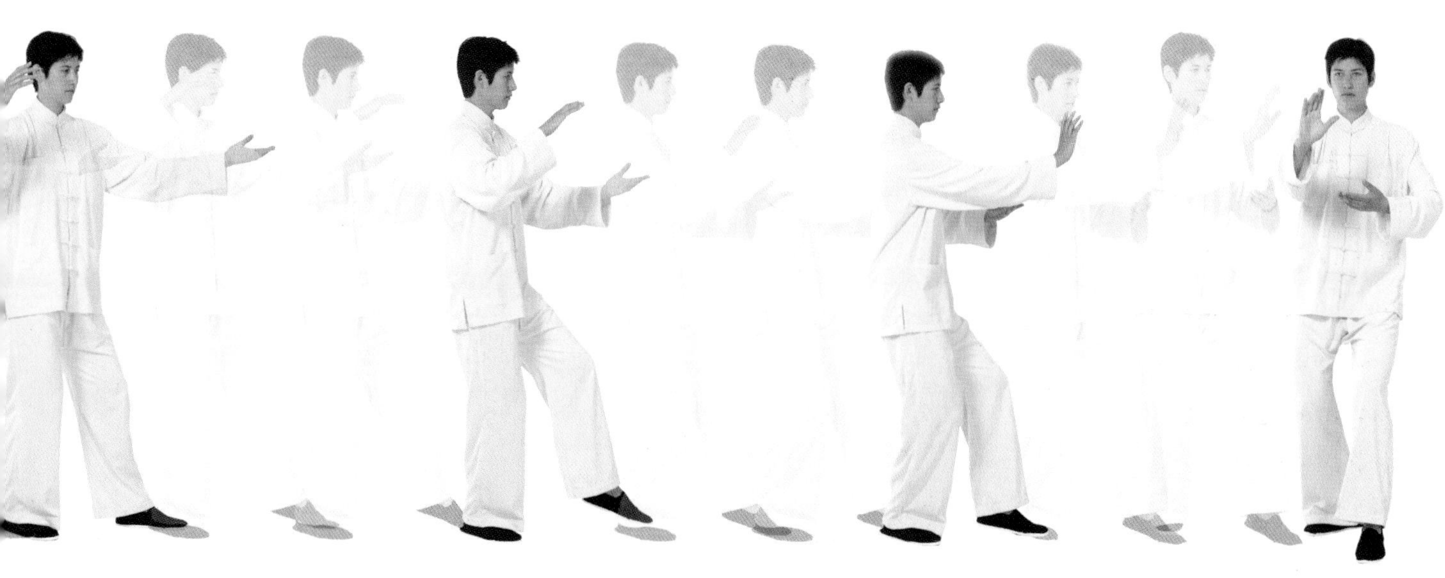

● Pliez le coude droit, de sorte que la main, détendue, vienne se placer près de l'oreille, paume en diagonale vers le bas.

● Poussez doucement la main droite en avant, tandis que vous ramenez la main gauche vers vous, paume vers le ciel.

● Une fois cette poussée effectuée, soulevez le pied gauche et posez le gros orteil contre le talon droit, talon gauche décollé du sol.

● Poussez à nouveau la main droite en avant. Les doigts de la main gauche sont placés légèrement en dessous du coude droit. Le poids du corps repose toujours sur le pied droit.

posture 13 séparer les mains et coup de pied droit

Dans la première partie de ce mouvement (voir les trois premières photos), vous devez avoir la sensation que vous poussez de la main droite – comme si elle frappait doucement –, tandis que les doigts de la main gauche tracent une diagonale. Les mains restent très souples.

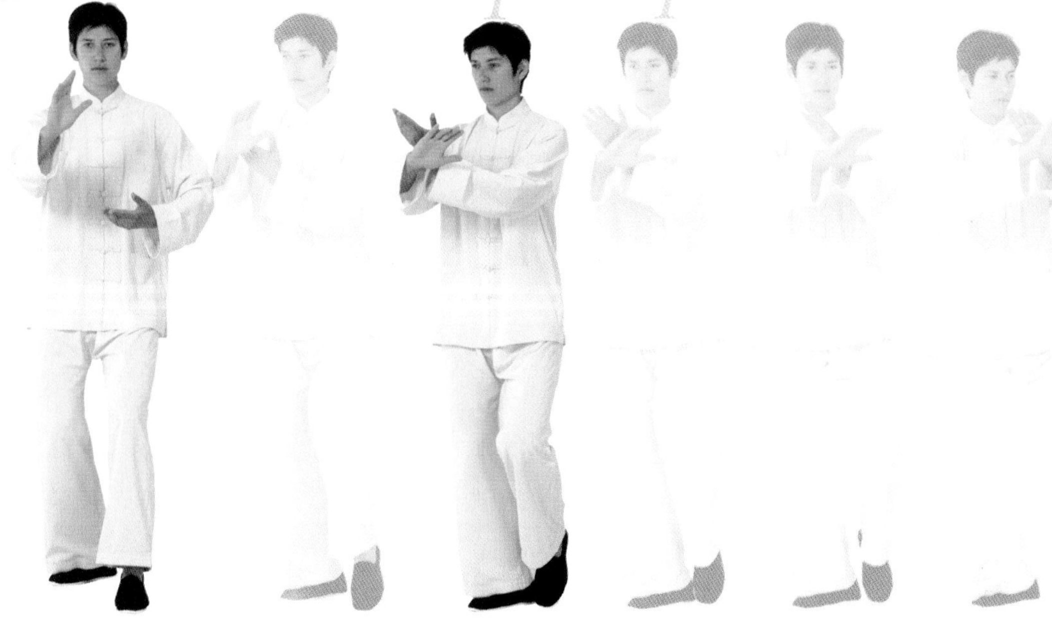

● En partant de la posture Caresser l'encolure du cheval, pivotez lentement vers la droite et relâchez le poignet droit, de sorte que la paume se retrouve parallèle au sol.

● Glissez la main gauche par-dessus la droite, afin que les dos des deux mains soient en vis-à-vis. Les doigts de la main gauche sont à la hauteur de la gorge, paume vers le ciel. Amenez le pied gauche en Pas suspendu.

● Tournez progressivement la paume de la main gauche vers l'extérieur. Faites un pas de côté avec le pied gauche, en posant d'abord le talon.

face au nord-ouest

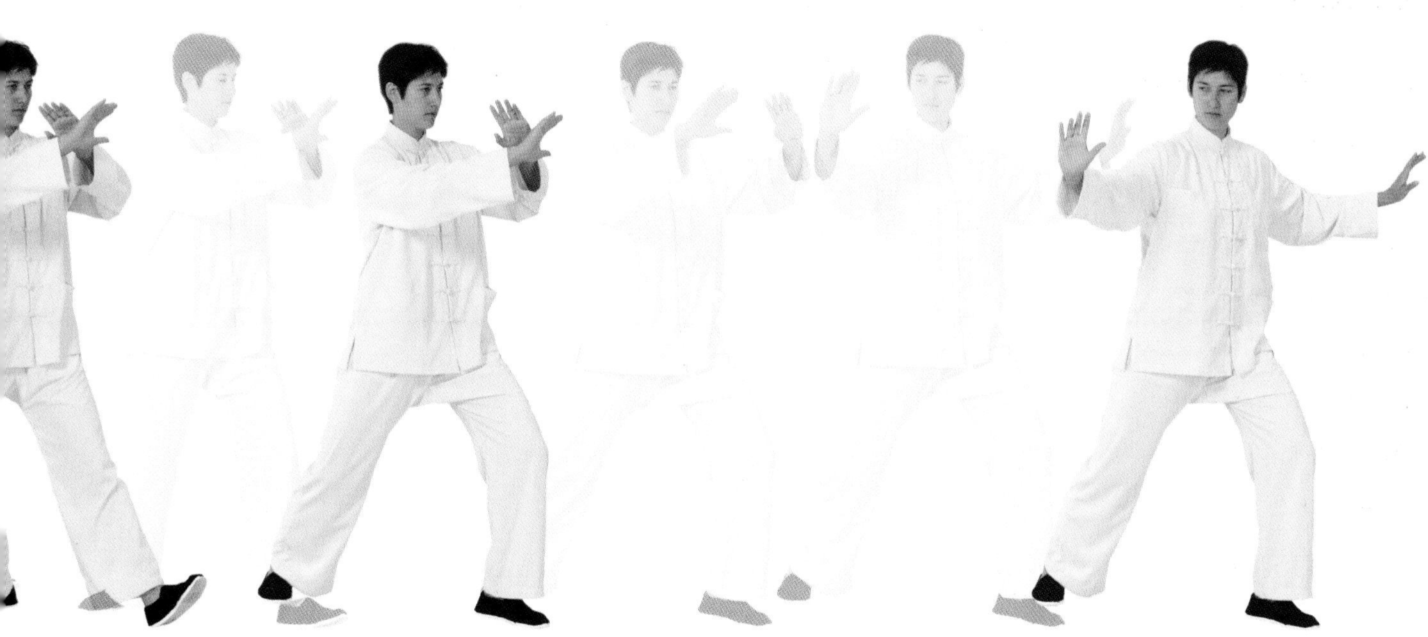

● Ouvrez les bras sur les côtés en un mouvement ample et circulaire. Tournez les paumes des deux mains vers l'extérieur.

● Dans le même temps, transférez environ 70 % du poids du corps sur la jambe gauche et glissez le talon droit en arrière.

● Tout en déployant les bras, tournez la tête vers la droite ; le regard suit la main droite. Les doigts pointent le ciel.

● Après s'être ouvertes en arc de cercle, les mains redescendent à hauteur d'épaules, paumes vers l'extérieur.

posture 13 bis

séparez les mains et coup de pied droit

Lorsque vous lèverez la jambe, n'oubliez pas de relâcher les épaules : cela vous aidera à maintenir l'équilibre et l'énergie irriguera le pied d'appui. Quand vous croiserez les mains devant vous, veillez à ne pas vous pencher en avant ; vous devez au contraire vous sentir comme « suspendu » par le sinciput, qui est relié au pied avant par une ligne verticale.

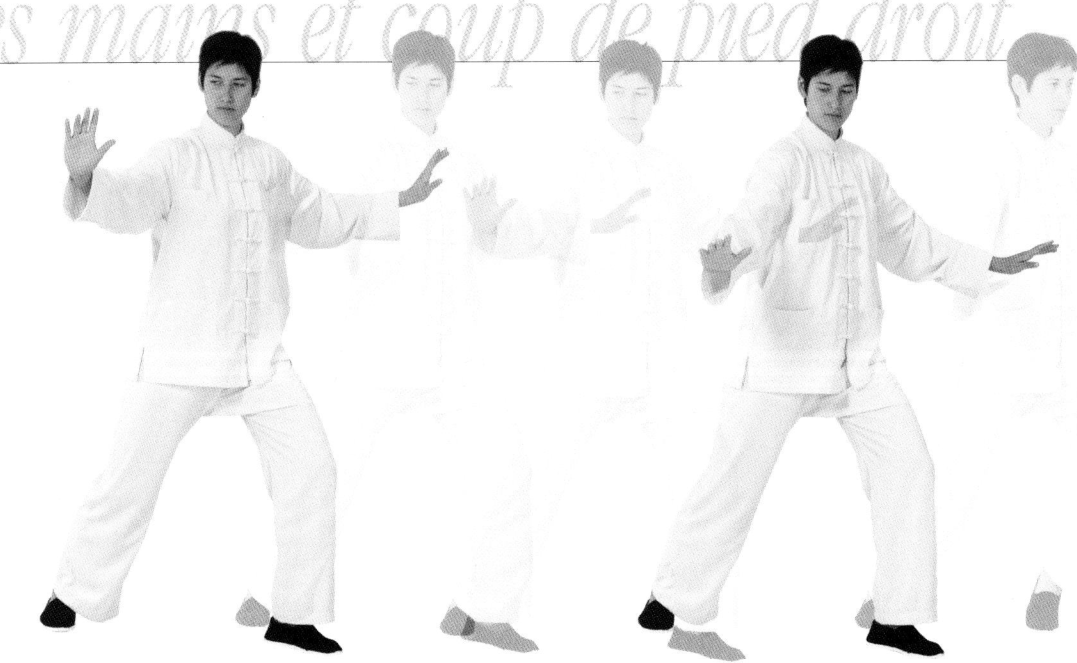

● Abaissez lentement les mains devant vous. Le poids du corps passe progressivement sur le pied gauche.

● Lorsque les mains arrivent à hauteur de la taille, tournez la tête et portez le regard dans la même direction que les orteils du pied droit.

● Décollez le talon droit du sol et appuyez-vous plus encore en avant, sur le pied gauche.

face au sud-ouest ▶ ▶ ▶

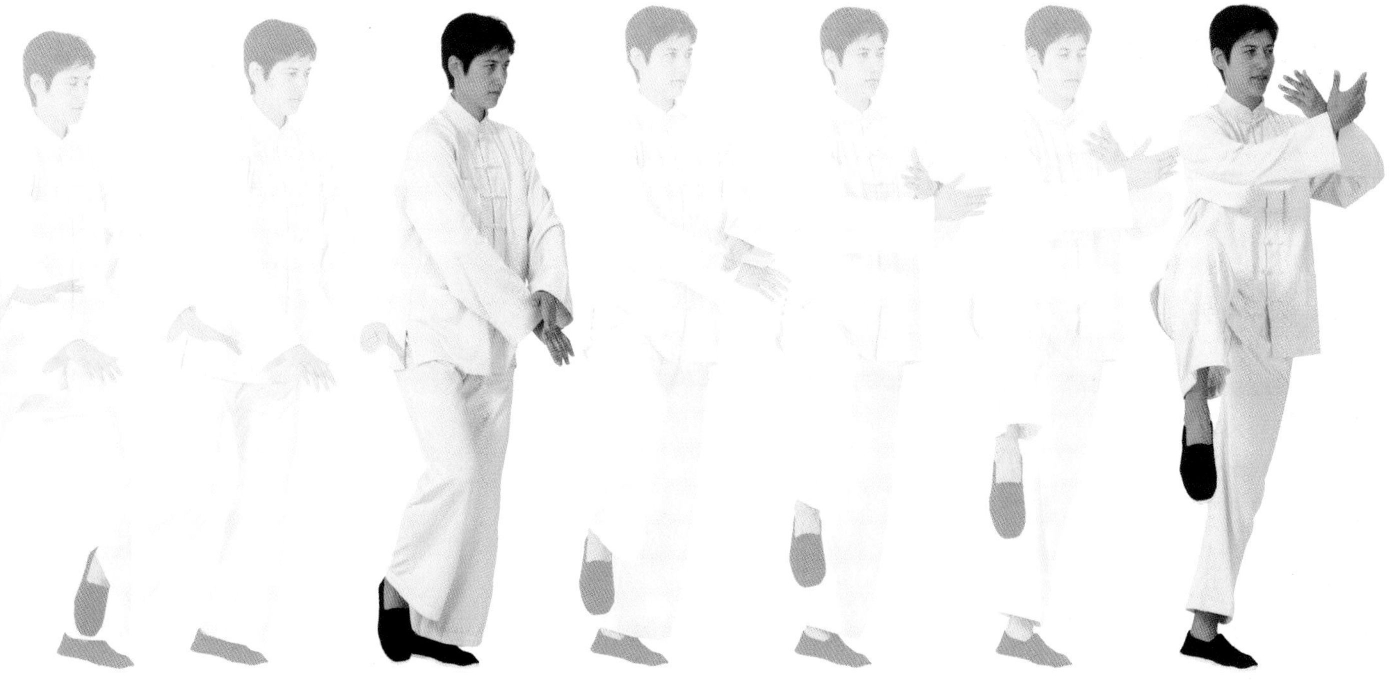

● Levez le pied droit, épaules détendues, et rapprochez doucement les mains l'une de l'autre.

● Ramenez le pied droit vers le pied gauche, sans le toucher. Le poignet gauche passe au-dessus du droit, devant vous.

● Levez les mains à hauteur de la gorge. Le pouce droit passe sous le poignet gauche, afin que, dans la posture finale, la main droite se retrouve à l'extérieur.

● Tout en levant les mains, montez le genou droit, comme si un fil le rattachait aux mains. La cheville droite est souple. Gardez la jambe gauche tendue, mais ne bloquez pas le genou.

face au sud-ouest

posture 13 ter

séparer les mains et coup de pied droit

Cet enchaînement est un véritable défi à l'équilibre ; aidez-vous en relâchant bien les épaules. Vous vous reposerez sur la jambe gauche, mais concentrerez votre attention, pendant le coup de pied, sur la jambe et la main droites. Levez le pied autant que possible mais, si vous n'y parvenez pas, frappez d'abord à hauteur du genou.

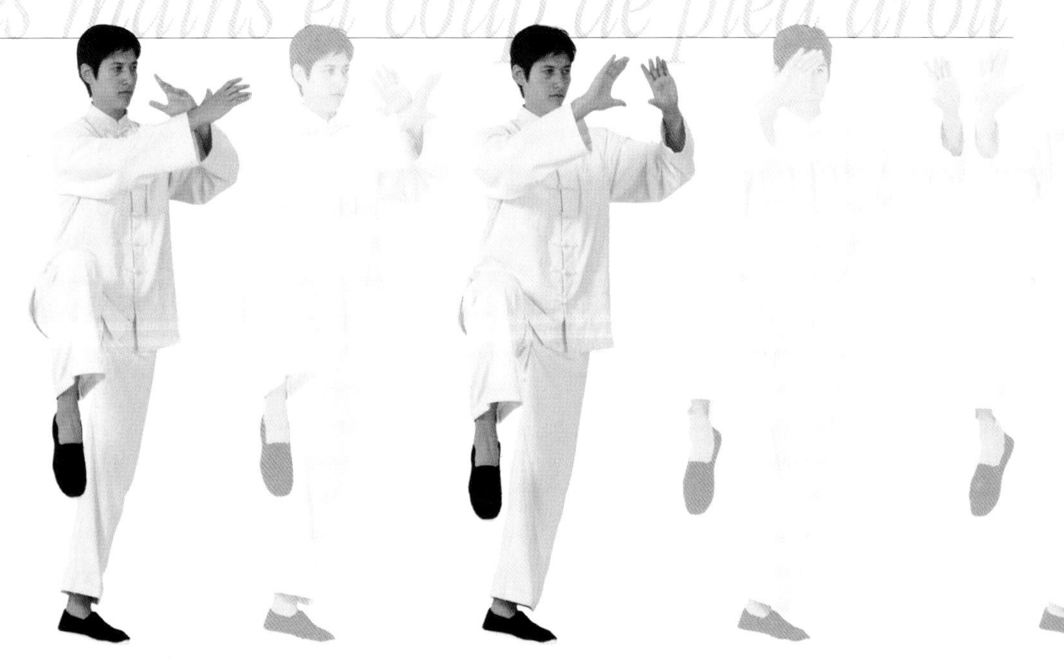

● Le genou en l'air, comme à la fin de l'exercice précédent, tournez progressivement les paumes des mains vers l'extérieur.

● Commencez à écarter les mains et « balayez » le dos de la main droite avec la paume de la gauche.

● Pivotez vers le nord-ouest tout en ouvrant les hanches, de sorte que le genou gauche pointe également vers le nord-ouest.

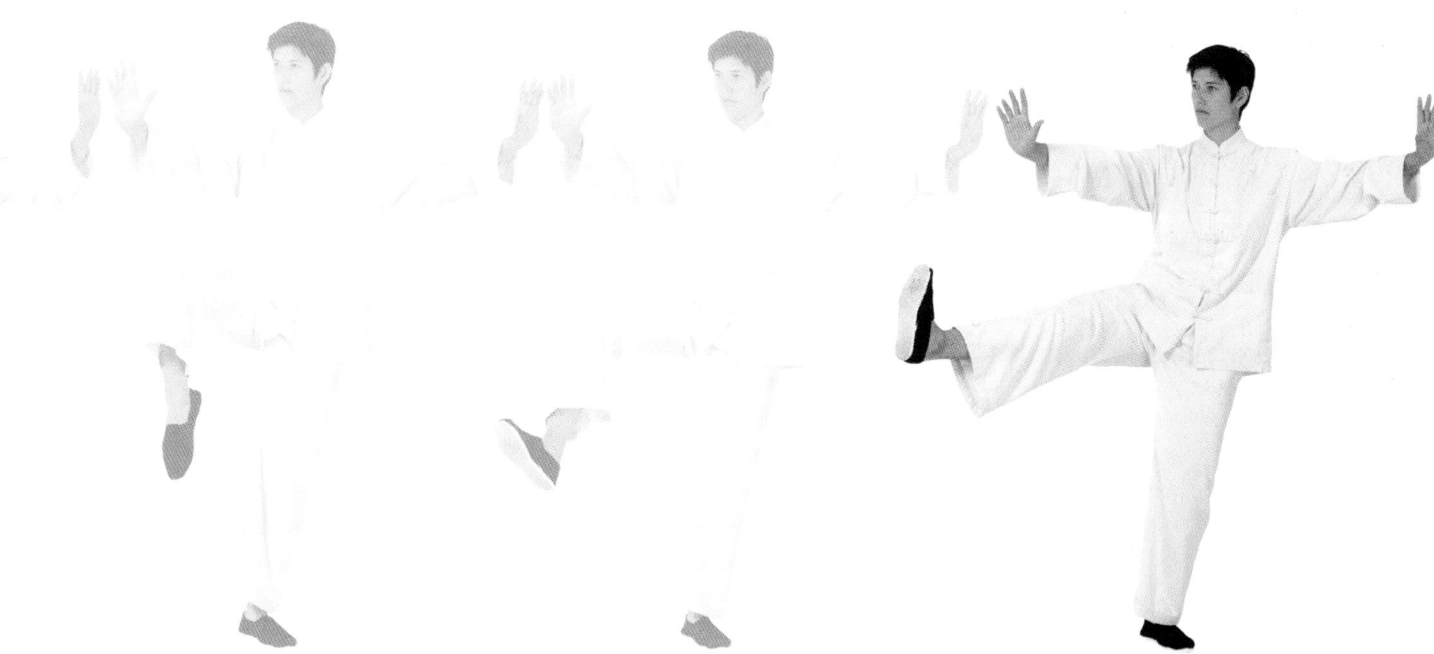

● Maintenez l'équilibre sur la jambe gauche. Le pied droit désigne le sol. Déployez les bras, en vous assurant que les doigts sont bien levés vers le ciel.

● Tendez progressivement la jambe droite en frappant du talon vers le nord-ouest. Prenez garde à ne pas vous pencher vers l'arrière au moment de frapper ; le corps doit rester à la verticale.

● Afin de ne pas perdre l'équilibre, pensez à détendre les épaules et à conserver l'alignement des hanches.

● Au moment du coup de pied, tendez complètement les bras sur les côtés. Vérifiez que le coude droit est placé au-dessus du genou droit et que la main gauche pousse, approximativement, vers le sud-ouest.

posture 14 frapper les oreilles de l'adversaire

Pour poser au sol le talon droit, pliez le genou gauche plutôt que de tendre à l'extrême la jambe et le talon droits. Dans la posture finale, on est parfois tenté de lever les coudes ; afin d'éviter ce mauvais geste, pensez à mimer un coup sur le dessous des oreilles.

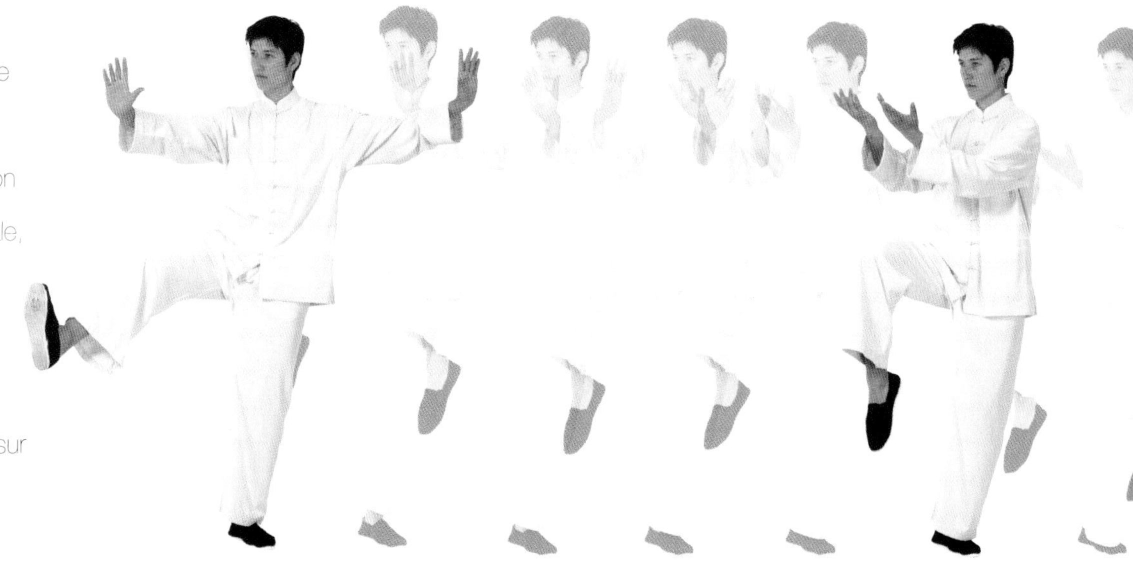

● Après le coup de pied de l'exercice précédent, ramenez le pied droit vers l'intérieur, c'est-à-dire vers la jambe gauche. Gardez le dos droit et les épaules détendues : cela vous aidera à maintenir l'équilibre.

● Décontractez le mollet gauche. Rapprochez lentement les mains l'une de l'autre, jusqu'à une distance équivalente à la largeur du cou. Faites pivoter les petits doigts vers l'intérieur, de sorte que les paumes tournent vers le ciel.

● Pliez le genou gauche ; cela aura pour effet d'approcher le pied droit du sol.

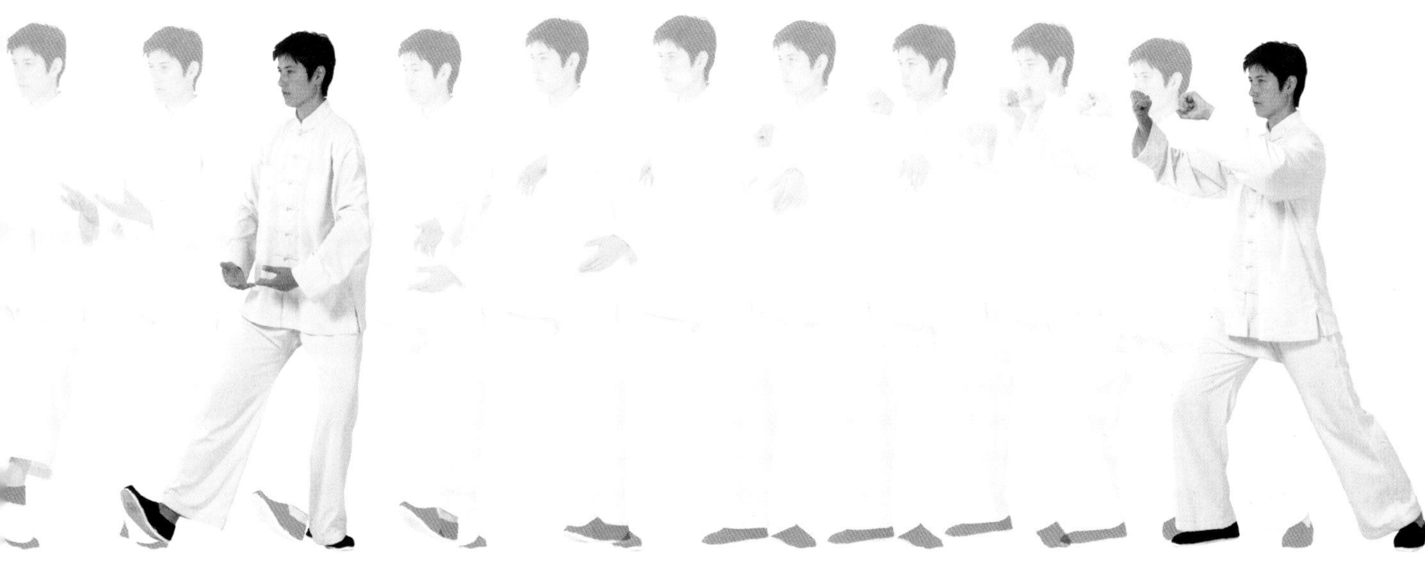

Alors que vous faites ainsi descendre votre centre de gravité, tendez la jambe droite, de manière à faire un pas avec le talon, et amenez les mains vers la taille, les coudes écartés sur les côtés.

Transférez progressivement le poids du corps sur le pied droit. Dans le même temps, montez les bras sur les côtés, en un mouvement circulaire, et fermez les poings.

Levez les bras jusqu'au niveau des épaules, les coudes souples. Tournez alors les paumes vers l'extérieur et refermez les bras devant vous.

Glissez le talon gauche vers l'arrière, afin que les axes des pieds forment un angle de 45 degrés. Les poings sont à hauteur des oreilles, distants de la largeur de la tête.

talon droit au nord-ouest ▶

corps face au nord-ouest ▶

▶

posture 15

donner un coup de tranchant du pied

Dans cet exercice, on effectue une rotation qui peut amener, si l'on ne pense pas à rester bien à la verticale, à se pencher. On réduira ce problème en gardant les bras à la même hauteur, et le regard posé sur la main gauche lorsqu'elle s'ouvre sur le côté. Il pourra être utile de s'imaginer comme « suspendu » par le sinciput.

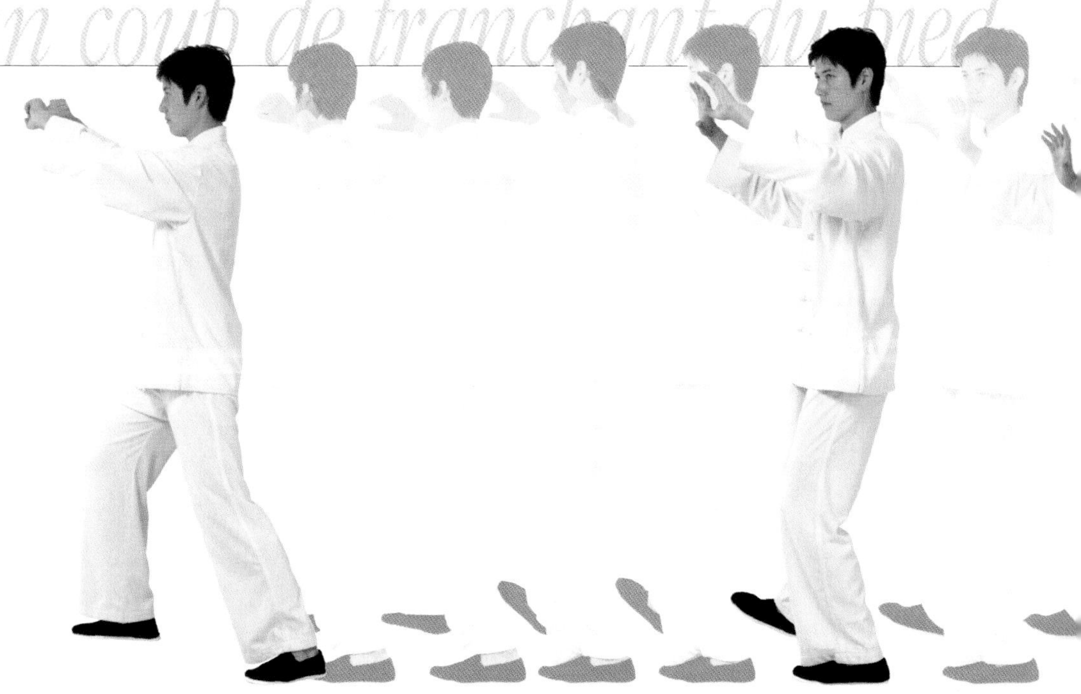

● En partant de la posture Frapper les oreilles de l'adversaire avec les poings, relevez le gros orteil du pied droit, tout en basculant le poids du corps vers l'arrière, sur le pied gauche.

● Lors de ce transfert, ouvrez les mains (les poings étaient fermés). Fixez toujours le regard devant vous, entre les deux mains.

● Pivotez sur le talon droit, de sorte que le corps tourne vers la gauche. Écartez progressivement les mains.

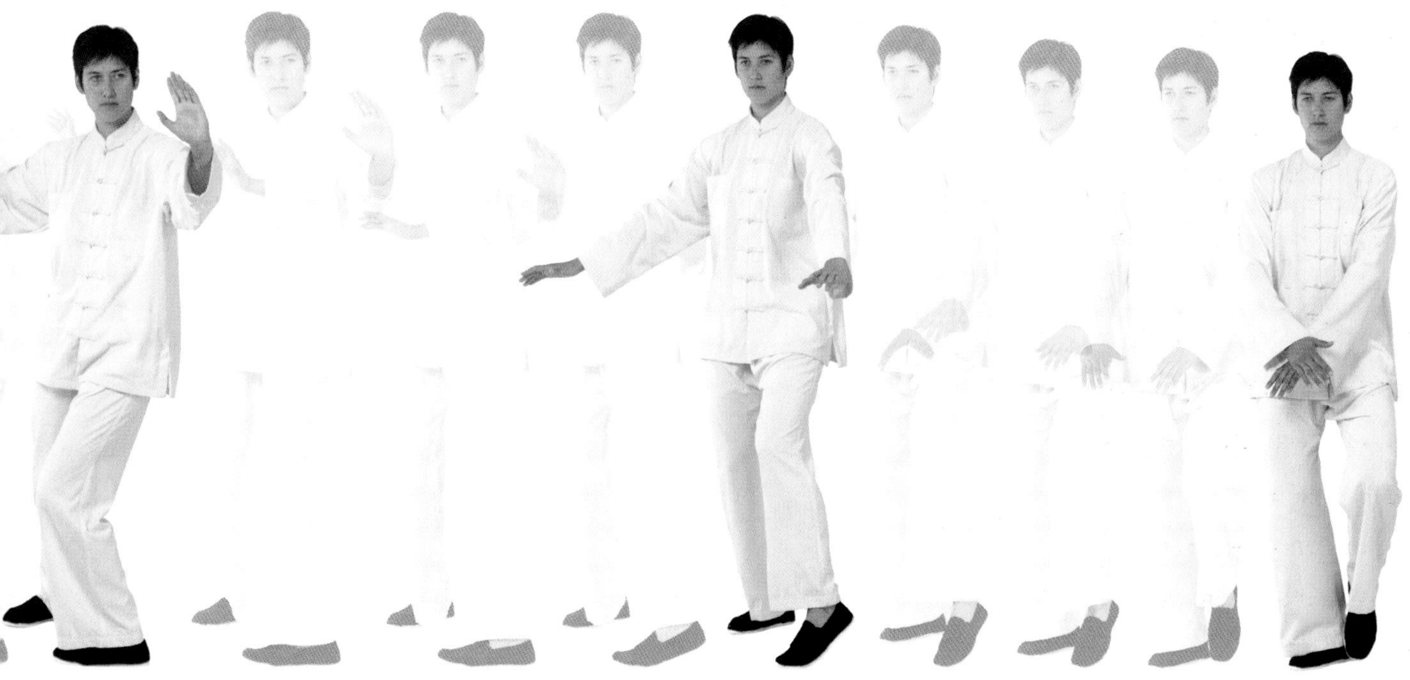

● Posez le gros orteil du pied droit aussi loin que possible sur la gauche. Les yeux suivent la main gauche qui se dirige vers le sud/sud-ouest. La paume de la main droite est tournée vers l'extérieur, approximativement vers l'ouest.

● Reposez-vous maintenant sur la jambe droite et baissez lentement les mains. Faites pivoter les paumes vers le bas et l'intérieur ; de cette façon, elles finiront le mouvement face à vous.

● Levez le talon gauche et rapprochez-le du talon droit. Poursuivez le mouvement descendant des mains, jusqu'à ce que les poignets se croisent devant vous.

● Les mains dessinent un « X », main gauche à l'intérieur (c'est-à-dire la plus près du corps).

corps face au sud-ouest ▶

▶ **corps face au sud/sud-ouest**

posture 15 bis

donner un coup de tranchant du pied b

Tendez ici la jambe d'appui sans verrouiller le genou. Pour maintenir l'équilibre au moment de lever le genou gauche, relâchez complètement les épaules et sentez le pied sur lequel vous reposez. En fin de posture, les yeux suivront le mouvement d'ensemble du corps.

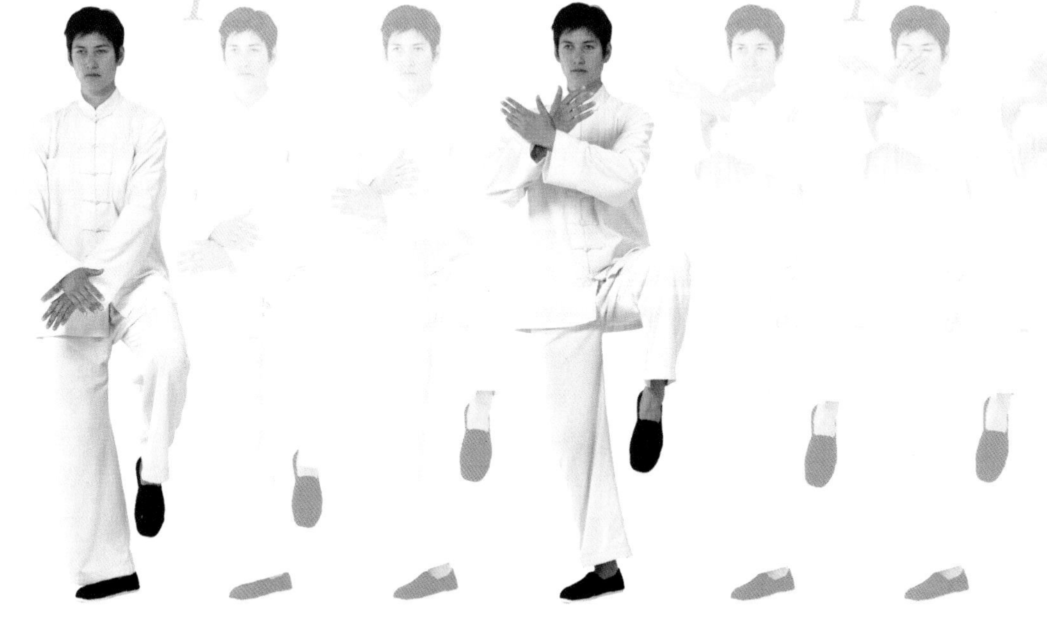

● Basculez tout le poids du corps sur la jambe droite et soulevez le talon gauche, en vous concentrant sur votre équilibre. Relâchez les épaules.

● Pliez le genou gauche et levez-le à hauteur de la hanche, orteils relâchés, alors que les mains montent à la verticale.

● Lorsque les mains atteignent la hauteur de la gorge, tournez les paumes vers l'extérieur, les mains toujours croisées au niveau des poignets.

face au sud/sud-ouest ▶ ▶ ▶

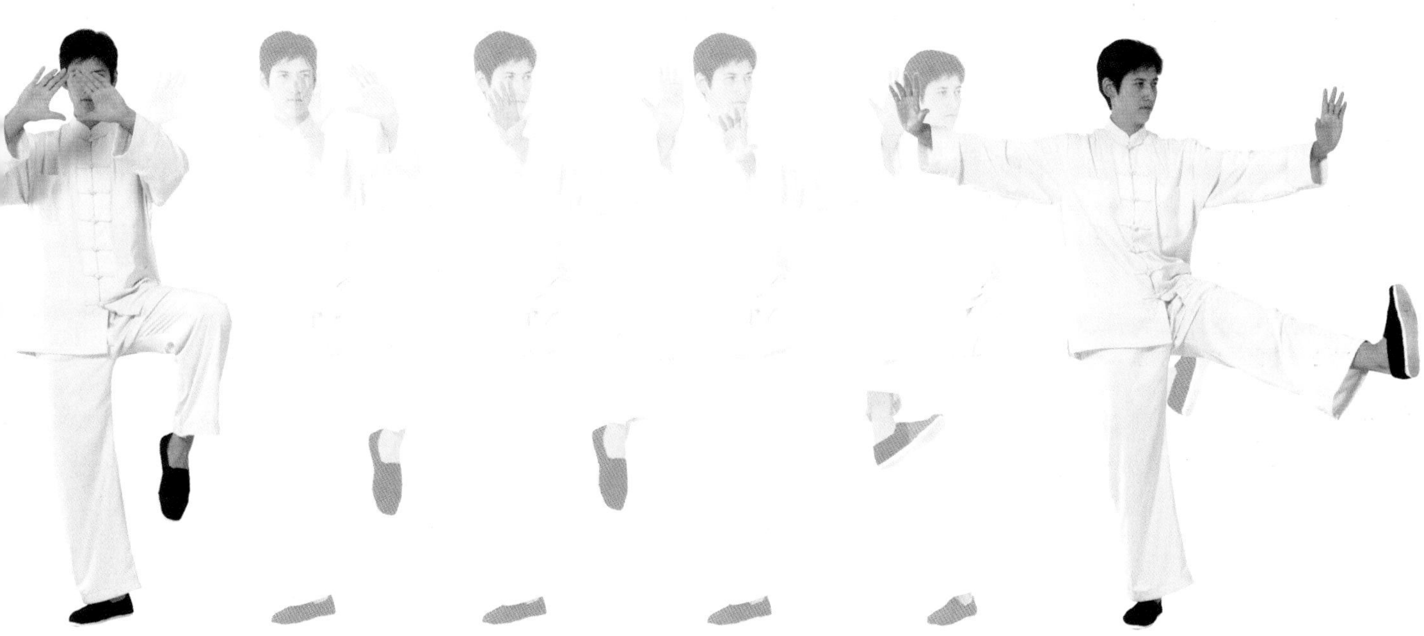

Séparez maintenant les mains et, les doigts allongés, dessinez un arc de cercle, d'abord vers le haut, puis sur les côtés.

Dans le même temps, faites pivoter les hanches vers la gauche et suivez du regard la main gauche qui s'écarte sur le côté.

Déployez complètement les bras à hauteur des épaules. Fléchissez le pied gauche et donnez un coup de pied vers le sud-est.

À présent, le regard porte au-delà de la main gauche et les épaules sont parfaitement relâchées. Maintenez la jambe droite tendue.

posture 16 le serpent qui rampe et le faisan doré

On appelle généralement la posture initiale de cet exercice « Le Serpent qui rampe ». Modulez à volonté l'intensité physique du mouvement, ici pratiqué à mi-hauteur, mais pouvant se réaliser beaucoup plus bas ou, au contraire, plus haut si vous éprouvez des difficultés. Cela dépendra entièrement de la force et de la souplesse de vos jambes.

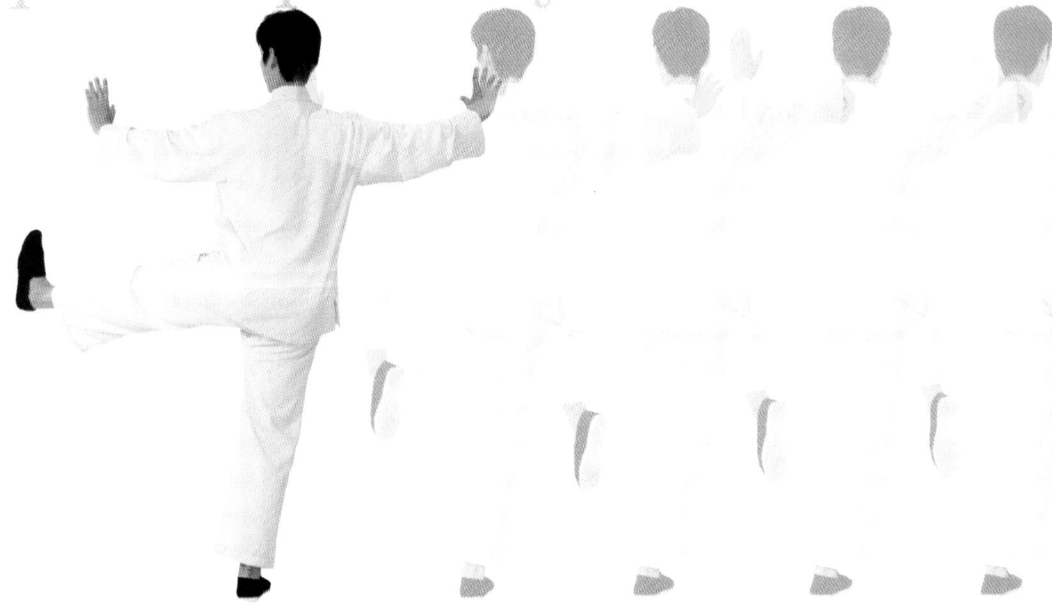

● Tendez complètement la jambe gauche, orteils pointés vers le ciel. Le bras gauche est aligné sur la jambe gauche.

● Pliez maintenant le genou gauche, qui demeure au niveau de la hanche, de sorte que le pied se rapproche de la cuisse droite. Les orteils pointent désormais vers le sol.

● Le poignet à hauteur d'épaule, courbez les doigts de la main droite pour former un Bec de grue.

● Pivotez vers la droite, la jambe gauche toujours en suspens. Dessinez simultanément un arc de cercle du bras gauche, jusqu'à ce que la paume de la main arrive face au creux du coude droit.

● Faites un pas en arrière avec le pied gauche, les orteils se posant dans l'alignement du talon droit (cette posture-repère permet de bien placer les pieds pour le mouvement suivant).

● Glissez maintenant le pied gauche à l'est, la demi-pointe en contact constant avec le sol, toujours alignée sur le talon droit.

● La main gauche descend à la verticale, le long du corps, et, après être arrivée à hauteur de la taille, elle effleure l'intérieur du genou gauche, la paume tournée vers le sud.

face au sud / sud-ouest ▶ ▶ **le pied gauche glisse vers l'est** ▶

posture 16 bis

le serpent qui rampe et le faisan doré

Dans la posture de Faisan doré, orientez les orteils du pied gauche vers le nord-est, ce qui vous aidera à maintenir l'équilibre. Ayez la sensation qu'une ligne verticale relie le sinciput et le pied gauche.

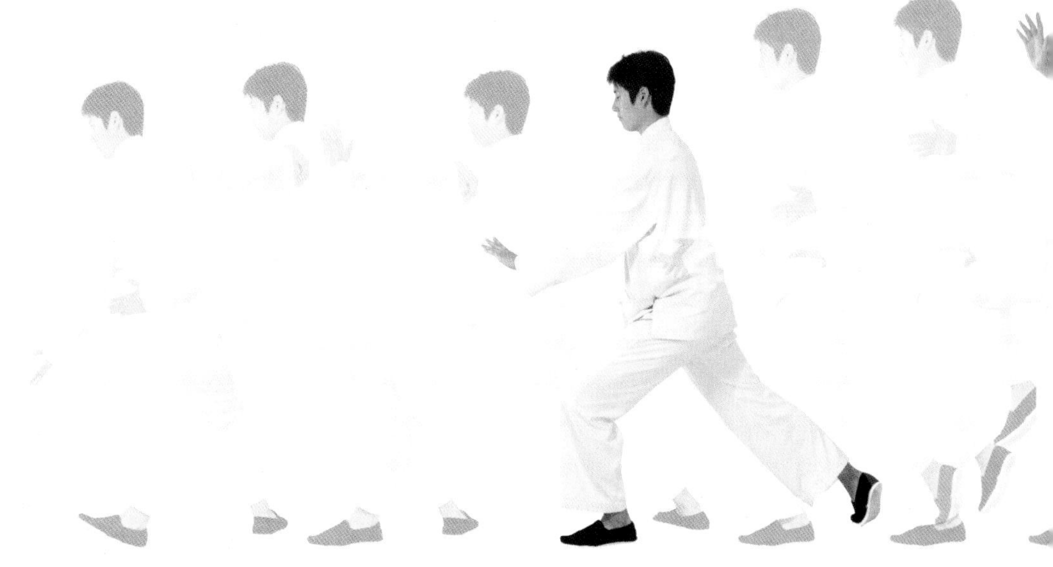

- Poussez le sol avec le pied droit pour transférer le poids du corps en avant, sur la jambe gauche. Les orteils du pied gauche se soulèvent et viennent pointer à l'extérieur, vers le nord-est, puis c'est le talon droit qui décolle du sol.

- Lors de ce mouvement, la main gauche s'est progressivement levée devant vous et le bras droit est descendu vers la cuisse droite, de sorte que le Bec de grue (non représenté ici) pointe vers l'arrière.

- Soulevez le genou droit et amenez la main droite devant vous, doigts pointés vers le ciel et paume tournée vers la gauche. Poussez la paume de la main gauche vers le bas.

pied gauche au nord-est ▶ ▶ ▶

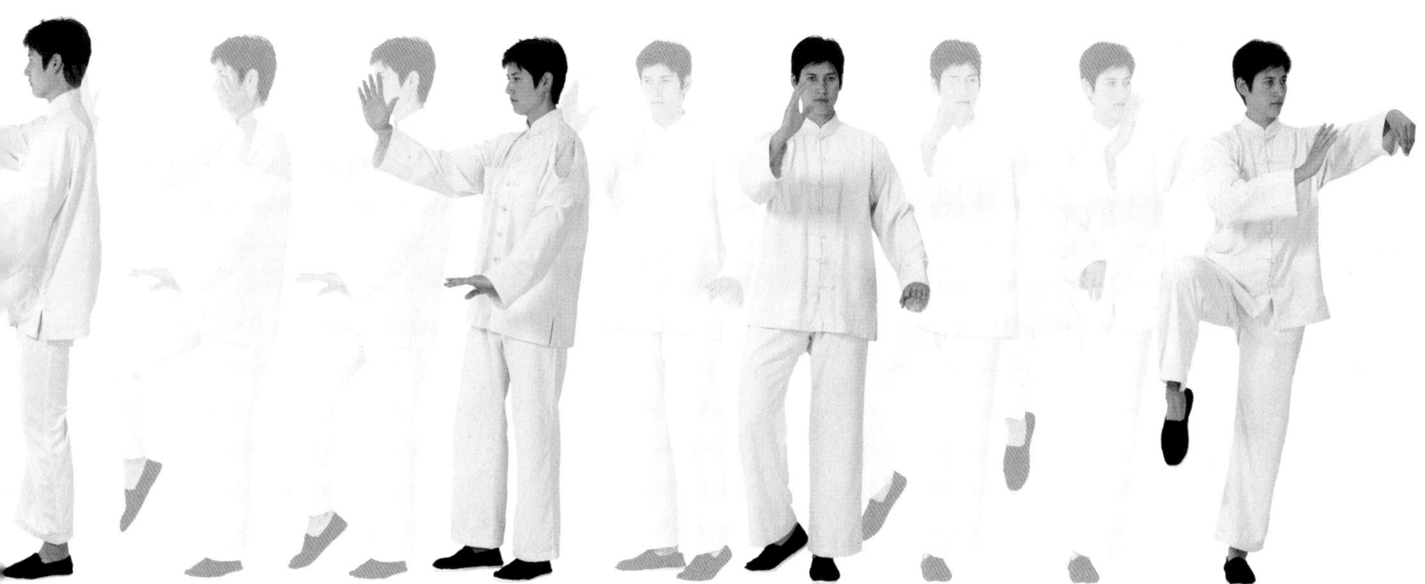

● Le poignet gauche est plié, à hauteur de la hanche, paume de la main face au sol.

● Baissez le pied droit et placez-le parallèlement au gauche, c'est-à-dire dirigé vers le nord-est. Le poids du corps passe momentanément sur la jambe droite, le talon gauche se soulève et pivote de manière à ce que le pied désigne le nord.

● Le poids du corps revient maintenant sur le pied gauche. Levez le bras gauche et formez un Bec de grue avec la main, tandis que le genou droit se lève.

● Placez le bras droit en arc de cercle devant vous, paume de la main tournée vers le pli du coude gauche. Les yeux portent au-delà du poignet gauche.

▶ **face au nord/nord-ouest** ▶

postures 17 à 24

posture 17 *le serpent qui rampe et le faisan doré*

Le Serpent qui rampe sert à nouveau de mouvement initial. Surveillez bien la répartition du poids du corps ; lorsque, en début de séquence, vous descendez sur le pied gauche et glissez le pied droit vers l'extérieur, restez en appui sur l'arrière, afin de ne pas trop ouvrir le kua du côté gauche.

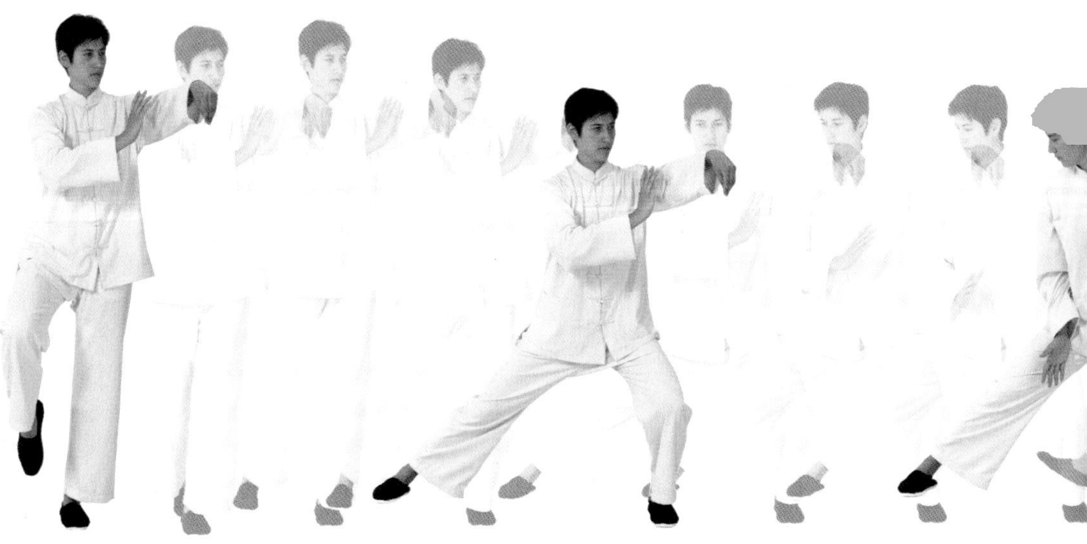

● Posez le gros orteil droit derrière le talon gauche, dans l'alignement du pied avant.

● Glissez la jambe droite sur le côté, perpendiculairement à votre ligne de mire (le regard porte au-delà du Bec de grue de la main gauche).

● Poussez la main droite vers le bas, le long du corps, jusqu'à la taille, puis effleurez du bout des doigts l'intérieur du genou droit.

face à l'ouest/nord-ouest ▶ ▶ **corps face au nord-est** ▶

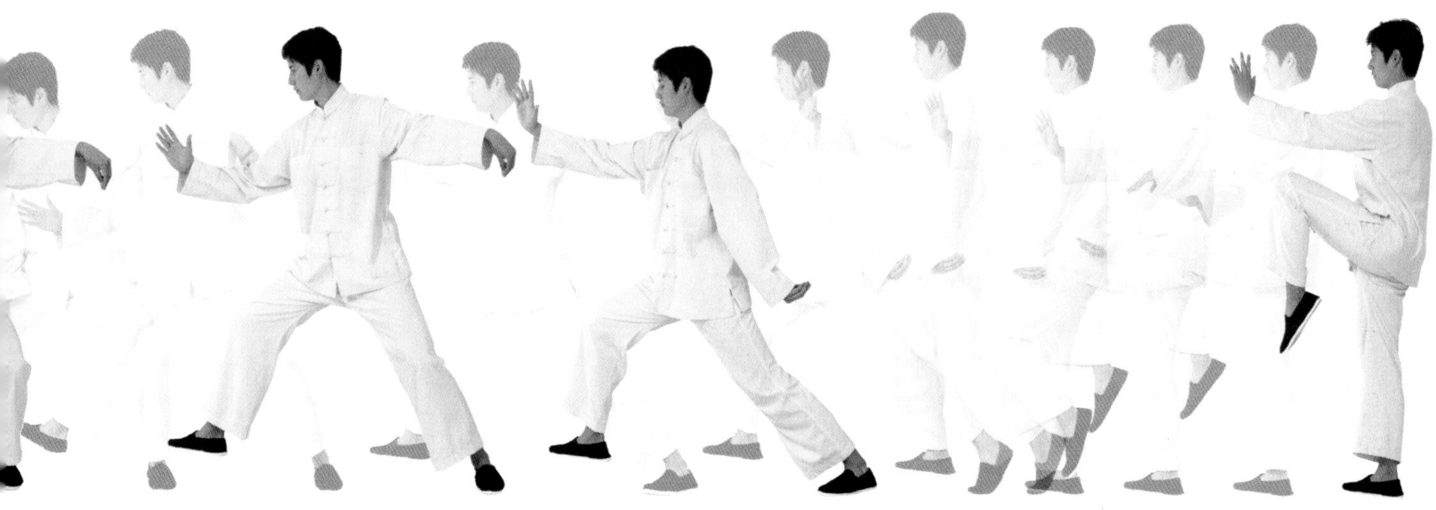

Les orteils du pied droit pivotent à 45 degrés vers l'extérieur. Transférez le poids du corps vers l'avant, sur la jambe droite, tout en levant le bras droit jusqu'à ce que la main atteigne la hauteur de l'épaule.

Soulevez les orteils du pied gauche et posez-les en direction du nord-est. La main gauche, toujours en Bec de grue, pivote dans le sens des aiguilles d'une montre, alors que le bras descend sur le côté.

L'extérieur du poignet gauche désormais face au sol, les doigts courbés en un Bec de grue pointé vers l'arrière, transférez le poids du corps vers l'avant et soulevez le talon gauche du sol.

En appui sur la jambe droite, levez la gauche de sorte que le genou se retrouve plus haut que la taille. Montez le bras gauche, paume de la main vers l'extérieur, et baissez le bras droit, poignet plié et paume face au sol.

posture 18 *la fille de jade lance la navette à droite*

Au début de l'exercice, tout comme dans le mouvement 14 (Frapper les oreilles de l'adversaire avec les poings), pliez le genou de la jambe au sol plutôt que de tendre le talon gauche vers l'avant. Vous pivoterez ensuite sur la diagonale gauche, puis à 90 degrés, sur la diagonale droite. Les mouvements des bras se calqueront sur ceux du corps.

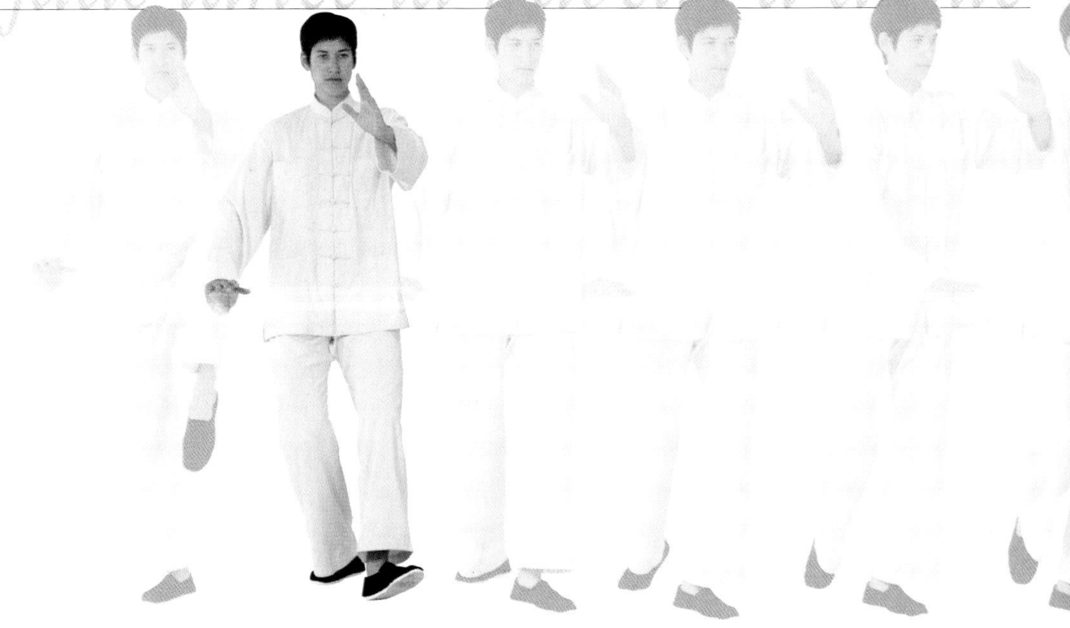

● Reproduisez la position des mains de la fin de l'exercice précédent. Pliez le genou droit – ce qui va faire descendre la jambe gauche –, puis posez le talon gauche dans l'alignement du talon droit.

● Plaquez les orteils du pied gauche au sol, un peu de côté. Faites progressivement passer le poids du corps sur la jambe gauche.

● Pendant ce temps, pivotez légèrement vers la gauche. La main droite vient lentement se placer sous la gauche.

face à l'est ▶ ▶ **pivotez au nord-est** ▶

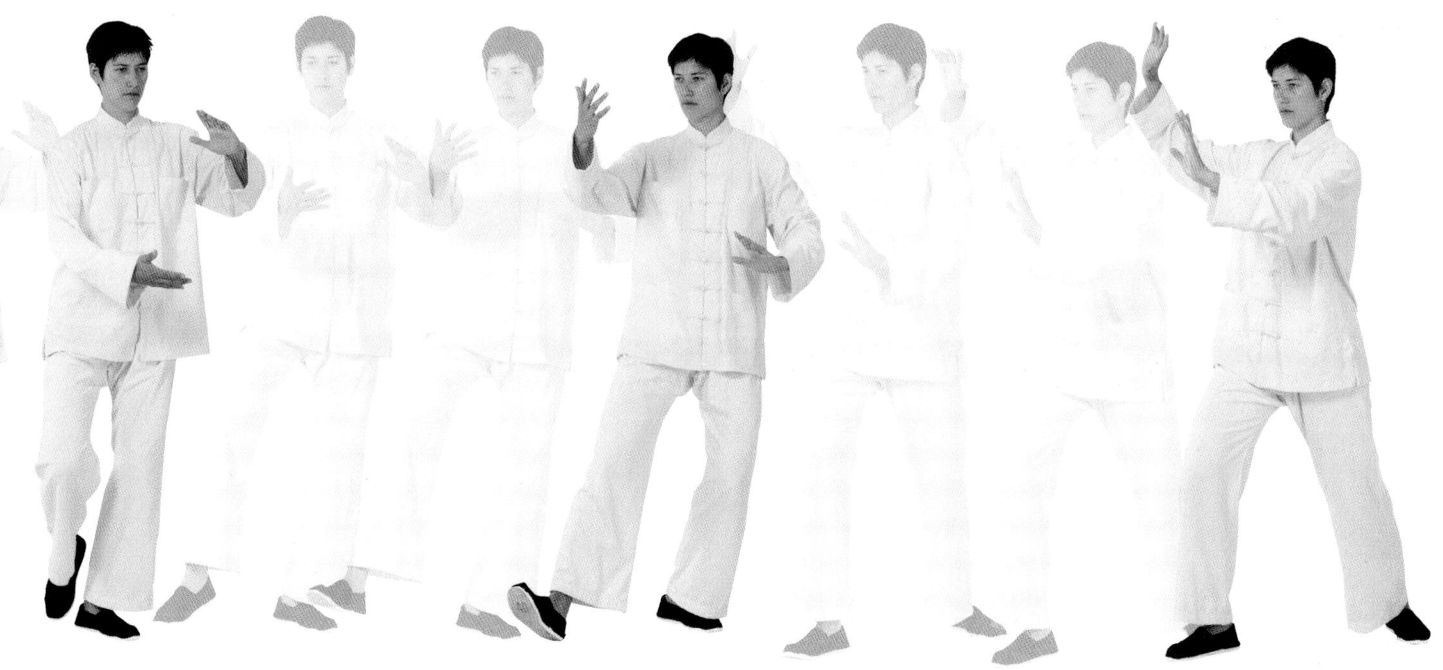

● La paume de la main droite se tourne face à la gauche, de sorte que vous sembliez tenir un ballon. Dans le même temps, rapprochez le pied droit du gauche.

● Faites un pas à droite tout en tendant le bras droit ; la main « balaie » ainsi vers le haut et l'extérieur (le sud-est). Simultanément, abaissez la main gauche le long du corps, en dessous de la cage thoracique.

● Le poids du corps, jusqu'alors sur la jambe gauche, va maintenant passer sur la jambe droite.

● Montez encore la main droite et tournez la paume vers l'extérieur. Dans le même temps, poussez la main gauche loin de vous, paume vers l'extérieur également. Alors que vous achevez ce mouvement, glissez le talon gauche en arrière

▶ **pivotez au sud-est** ▶ ▶

posture 18 bis

la fille de jade lance la navette à gauche

Le mouvement précédent est ici accompli de l'autre côté ; cette alternance crée une sensation d'équilibre. Vers la fin de l'exercice, lorsque vous tendrez le bras dans le coin gauche, paume face au ciel, restez bien en appui sur le pied droit.

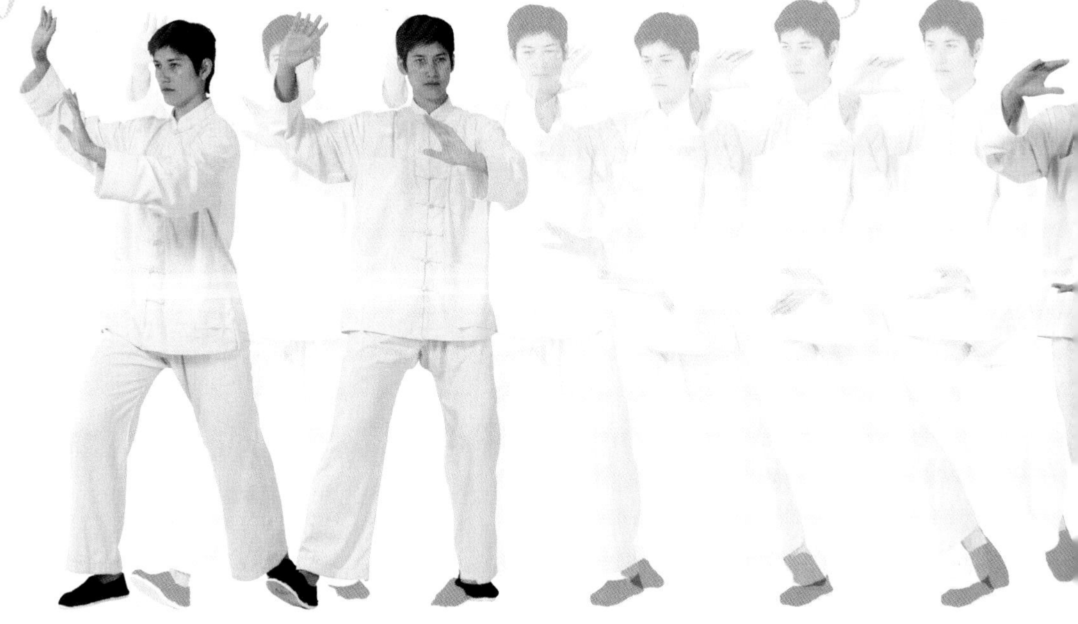

● Démarrez en posture de La fille de jade lance la navette à droite, puis reposez-vous sur la jambe gauche et soulevez les orteils du pied droit.

● Pivotez vers l'est, alors que les orteils du pied droit se posent dans cette direction également. Le poids du corps passe sur la droite et les mains commencent à descendre.

● La paume de la main gauche sous celle de la main droite, vous semblez tenir un ballon.

face au sud-est ▶ **pivotez à l'est** ▶ ▶

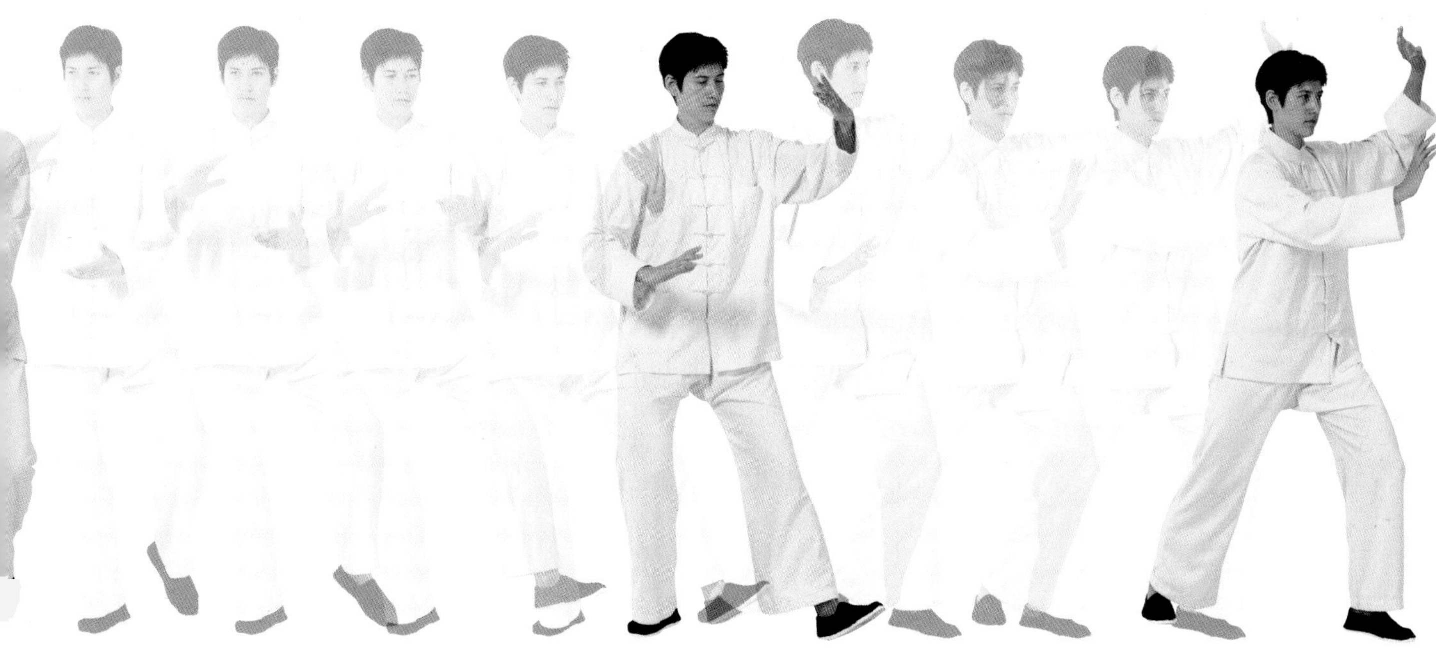

● Soulevez et amenez le pied gauche contre le droit, en Pas suspendu. Le mouvement du pied s'achève en même temps que la formation du « ballon » par les mains.

● Le poids du corps toujours sur l'arrière, dirigez les orteils du pied gauche vers le nord-est. Tendez la main gauche vers le ciel, coude fléchi.

● Pivotez et regardez dans la même direction que le pied gauche. Dans le même temps, poussez la main droite vers le bas, le long du corps, jusqu'en dessous de la cage thoracique.

● Transférez le poids du corps sur la jambe gauche et tournez les paumes des mains vers l'extérieur. La main gauche se trouve dans le coin supérieur gauche, la main droite pousse vers l'extérieur. En fin de mouvement, glissez le talon droit en arrière.

pivotez pour faire face au nord-est ▶ ▶

posture 19

l'aiguille au fond de la mer

Dans cette série, les bras sont moins mobiles qu'il n'y paraît ; c'est en réalité l'ensemble du corps qui pivote de la diagonale gauche à la diagonale droite, puis au centre. La nuque restera dans l'alignement de la colonne vertébrale, pour éviter tout basculement de la tête.

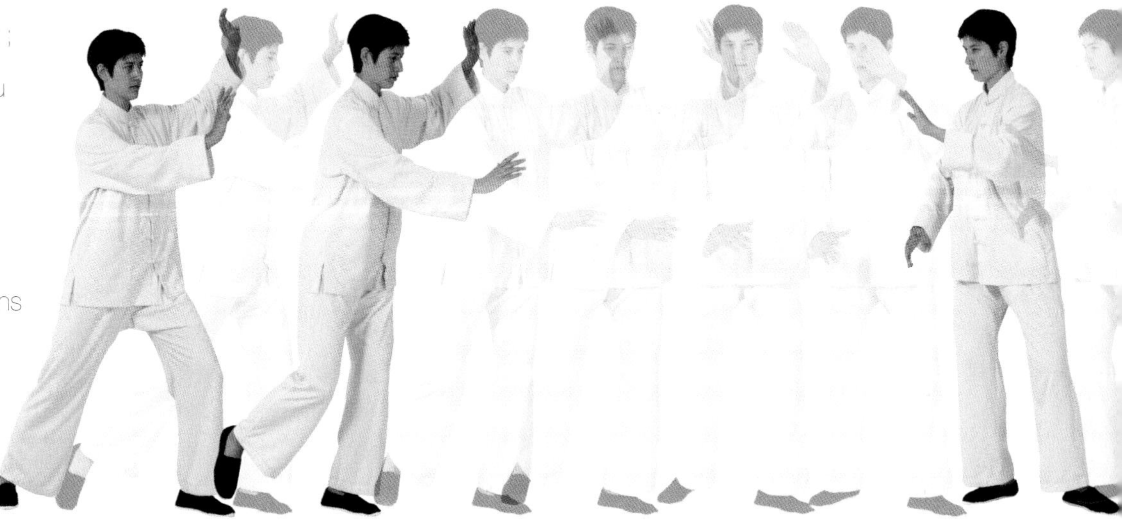

● Depuis la posture de La fille de jade lance la navette à gauche, soulevez le pied droit, approchez-le du gauche, et prenez progressivement appui sur lui.

● Commencez à pivoter vers le sud-est. Baissez la main droite jusqu'à la cuisse droite, sans contracter l'épaule ni le coude. Bloquez la main gauche dans le coin supérieur gauche.

● En amorçant un mouvement circulaire avec le coude, commencez à remonter la main droite vers l'oreille droite, tout en poussant la main gauche vers le bas, parallèlement au corps.

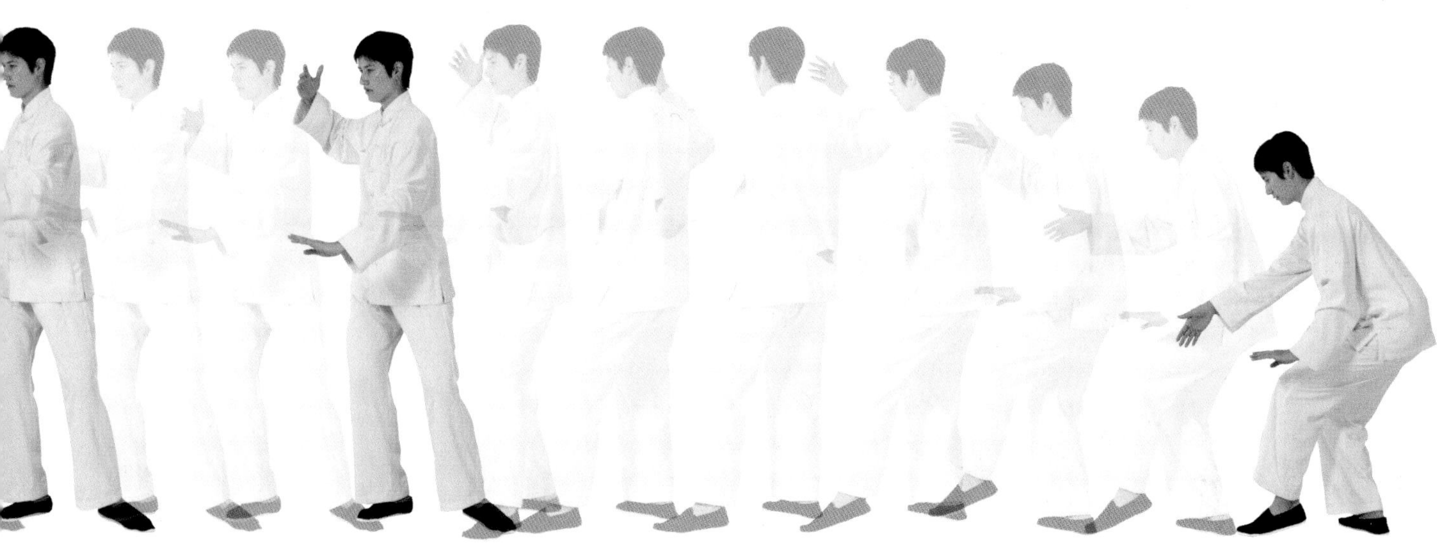

● La main droite continue à se lever, paume face à vous, doigts dirigés en diagonale vers le haut. La main gauche est pliée au niveau du poignet, paume face au sol.

● Le poids du corps repose entièrement sur le pied droit. Tout en pivotant vers l'est, amenez la main gauche devant vous et faites-la descendre vers le dessus du genou gauche.

● Les orteils du pied gauche viennent se poser face à vous, en direction de l'est.

● Plongez en avant et allongez le bras droit, l'auriculaire à 45 degrés de l'axe du corps. Maintenez le dos bien rectiligne. Posez le regard environ un mètre au-delà de la main droite.

posture 20

déployer l'éventail

Coordonnez l'ascension des mains avec le mouvement du corps. Vous devez avoir l'impression que c'est le point central du corps (le Tan Tien) qui actionne les mains et tire votre pied vers l'intérieur. Comme dans la posture 19, relâchez l'épaule du bras levé.

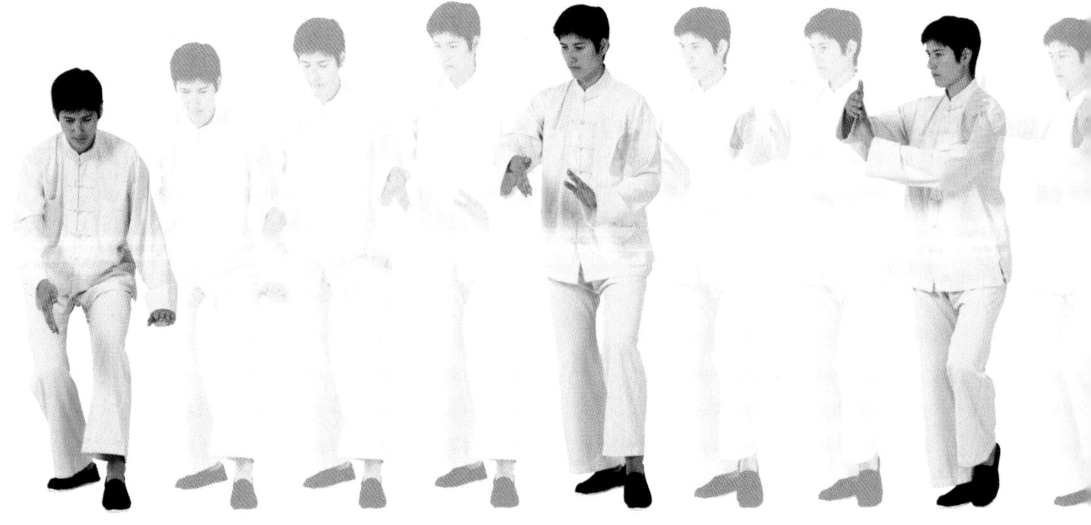

- Vous faites face à l'est. Relevez-vous et redressez tout le corps, dont le poids repose toujours sur le pied droit.

- Dans le même temps, levez les deux mains. Amenez les doigts de la main gauche contre le pli du poignet droit, approximativement à hauteur de poitrine.

- Glissez les orteils du pied gauche en Pas suspendu, sans modifier la posture des mains.

face à l'est ▸ **face au sud-est**

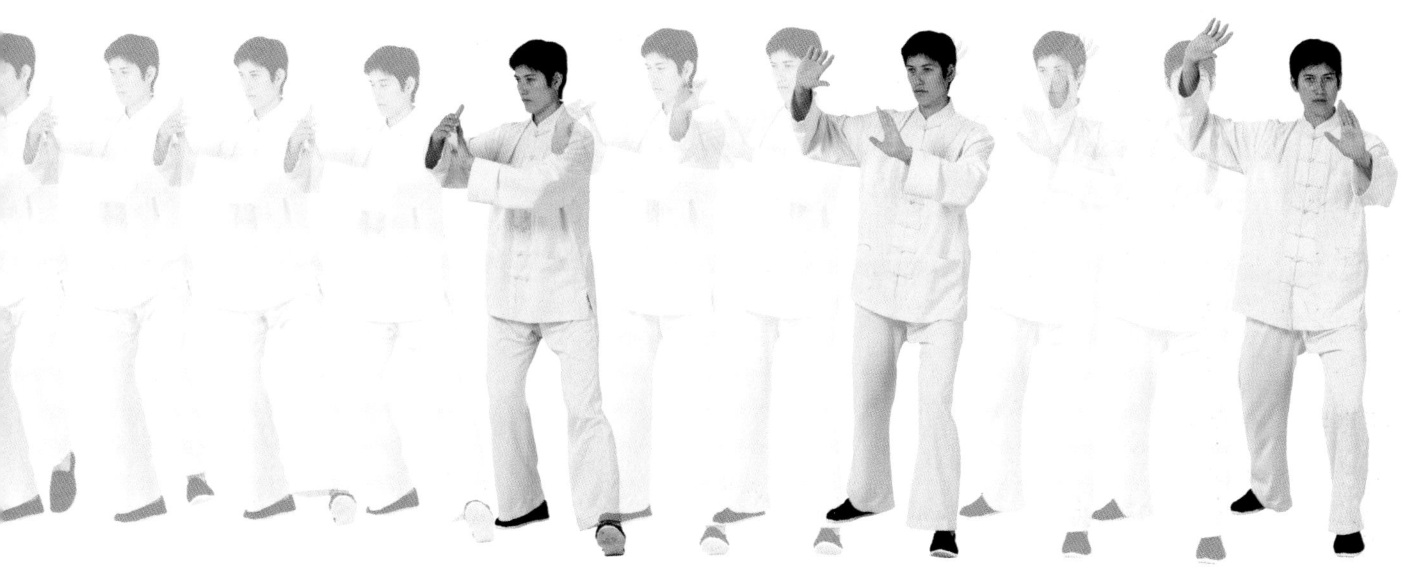

● À présent, posez votre talon gauche vers l'est, sans transfert de poids.

● Le poids du corps passe maintenant sur le pied gauche. Le poignet droit pivote de manière à tourner la paume de la main vers l'extérieur. Poussez la main en avant, jusqu'à hauteur de la tête.

● Poussez simultanément la main gauche vers l'est, paume vers l'extérieur, jusqu'à ce que l'extrémité des doigts atteigne le niveau du bout du nez.

● La paume de la main droite vers l'est / sud-est, vous poussez la main gauche en avant, loin du corps. Vous reposez à 70 % sur l'avant, en posture d'Arc.

posture 21

se retourner, balayer le lotus...

Dans la première partie de cette séquence (qui se poursuit sur la double page suivante), assurez-vous que le poids du corps passe entièrement sur le pied droit. Il est en effet essentiel de vous reposer sur le pied arrière pour vous tourner vers le sud : vous placez ainsi l'intégralité de votre poids sur le pied qui initie la rotation, et ne faites alors que pivoter sur un axe vertical. Essayez d'éviter de vous pencher lors de ce mouvement.

Les deux mains s'élèvent en ogive, comme si elles dessinaient un arc-en-ciel, tandis que les épaules sont complètement relâchées. La posture finale des mains fera écho à celle du début.

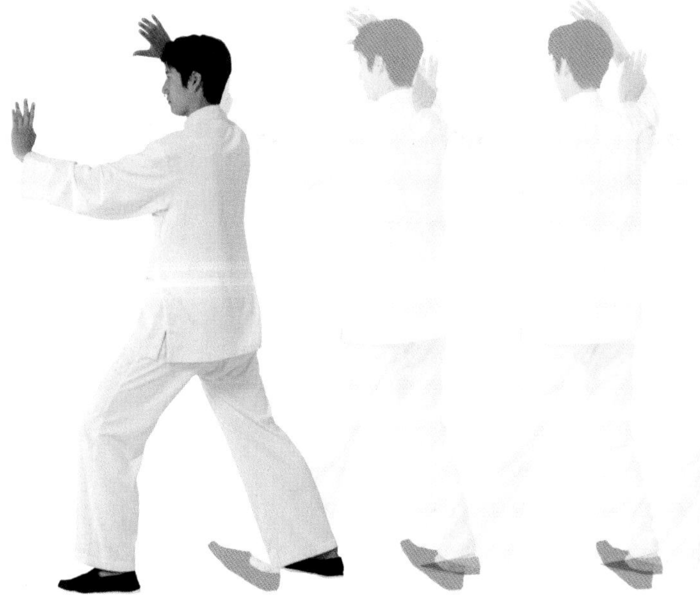

● Transférez le poids du corps vers l'arrière, sur le pied droit, en veillant à maintenir le dos droit et les hanches alignées.

● À présent, commencez à pivoter vers le sud-ouest. Dans cette intention, soulevez et dirigez les orteils du pied gauche vers le sud.

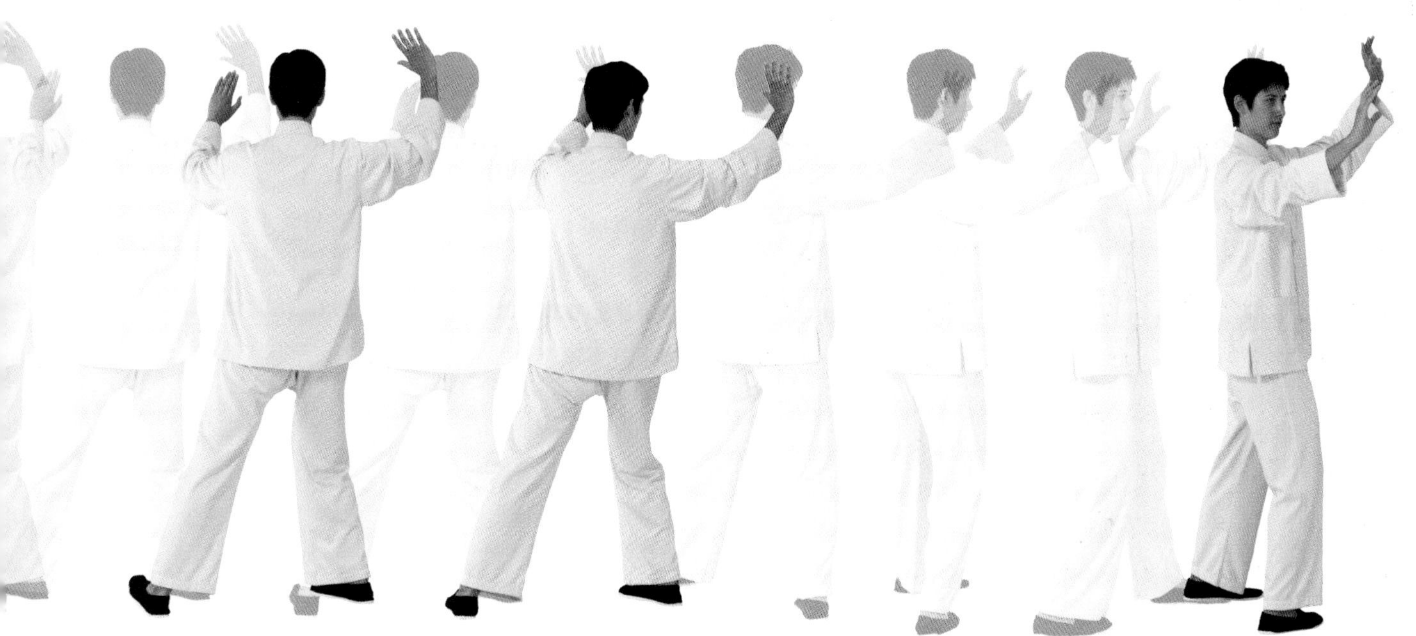

● Simultanément, dans un mouvement ample, arquez les bras et faites-les glisser sur l'air, de l'est au sud-ouest.

● Posez les orteils du pied gauche au sol. Le poids du corps repose toujours sur le pied droit. Continuez à pivoter vers la droite, en direction du sud-ouest.

● Poursuivez le mouvement jusqu'à ce que votre tête soit face au sud-ouest ; le regard porte au-delà de la main droite.

● Vous remarquerez que la posture finale des mains est identique à celle de départ.

pivotez au sud-ouest ▶ **face au sud-ouest** ▶

posture 21 bis

avancer d'un pas...

Comme dans les postures 14 et 19, vous utiliserez la flexion du genou gauche pour effectuer un pas avant avec le pied droit, plutôt que de tendre à l'extrême la jambe et le pied devant vous. Lors de ce pas, rentrez le coccyx. Une des applications de ce mouvement consiste à esquiver un coup donné par l'adversaire, tout en ripostant.

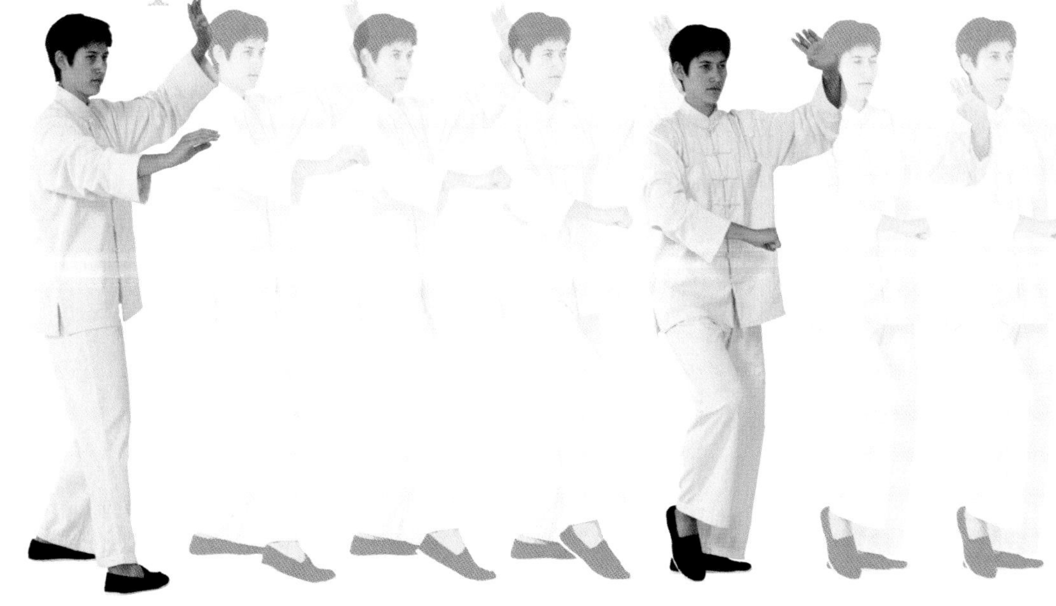

● Serrez le poing droit, tandis que vous descendez la main au niveau de la taille, paume tournée vers le bas. Le poing restera relativement distant du corps.

● La main gauche demeure à hauteur de la tête, paume vers l'extérieur.

● Amenez simultanément le pied droit en Pas suspendu, contre le pied gauche. Les deux jambes sont fléchies aux genoux.

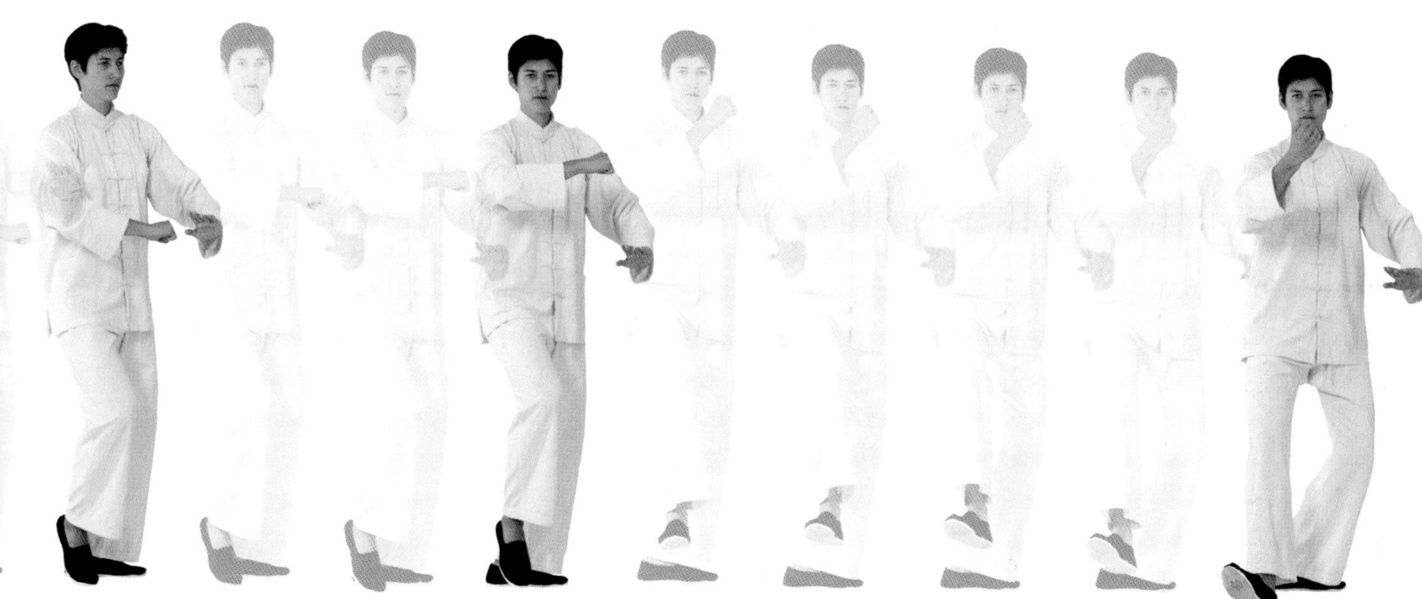

● Poussez la paume de la main gauche vers le bas, parallèlement au corps. Quand celle-ci atteint la taille, le poing droit commence, presque instantanément, à remonter.

● Afin d'effectuer le mouvement d'esquive, levez le poing droit à hauteur de la gorge, la paume toujours face au sol. Soulevez simultanément le pied droit.

● Effectuez un pas vers l'ouest avec le talon droit, pointe du pied vers l'extérieur. Le dos du poing droit s'arrondit et remonte le long de l'axe central du corps, avant de redescendre et de se tendre en avant, en direction de l'ouest, paume face à vous.

● En fin de mouvement, l'avant-bras droit formera un angle de 45 degrés par rapport à la verticale et l'articulation du poing sera à hauteur du menton. Les coudes, souples, s'ouvrent naturellement sur les côtés.

▶ **pivotez vers l'ouest** ▶

posture 21 ter

Ce dernier volet de la posture 21 contient la riposte et le coup de poing. Après l'esquive, les bras s'ouvrent sur les côtés, le corps pivote, puis la main frappe alors que le corps revient dans l'axe initial. Ici, les mouvements des pieds et la distribution du poids du corps sont aussi importants que les gestes des mains. Ne lancez pas le poing trop loin lors du coup : cela pousserait l'épaule trop en avant.

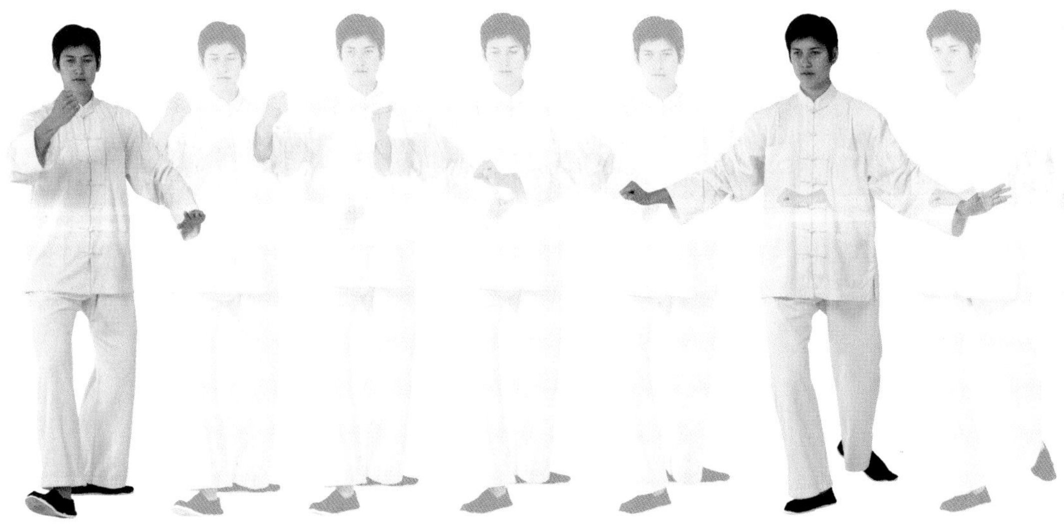

● Posez les orteils du pied droit au sol et faites passer le poids du corps vers l'avant, sur la jambe droite. Les orteils pointent vers l'extérieur.

● Dans le même temps, en un mouvement ample, écartez les bras sur les côtés. Conservez la main droite fermée et la gauche ouverte, paume face au sol. Laissez descendre les coudes et baissez les mains en dessous du niveau de ceux-ci.

● Continuez à basculer le poids du corps vers l'avant, tout en amenant le pied gauche contre le droit. Pivotez vers la droite. Dans le même temps, la paume de la main gauche se place face à la droite, comme pour donner une claque.

face à l'ouest ▶ ▶ ▶

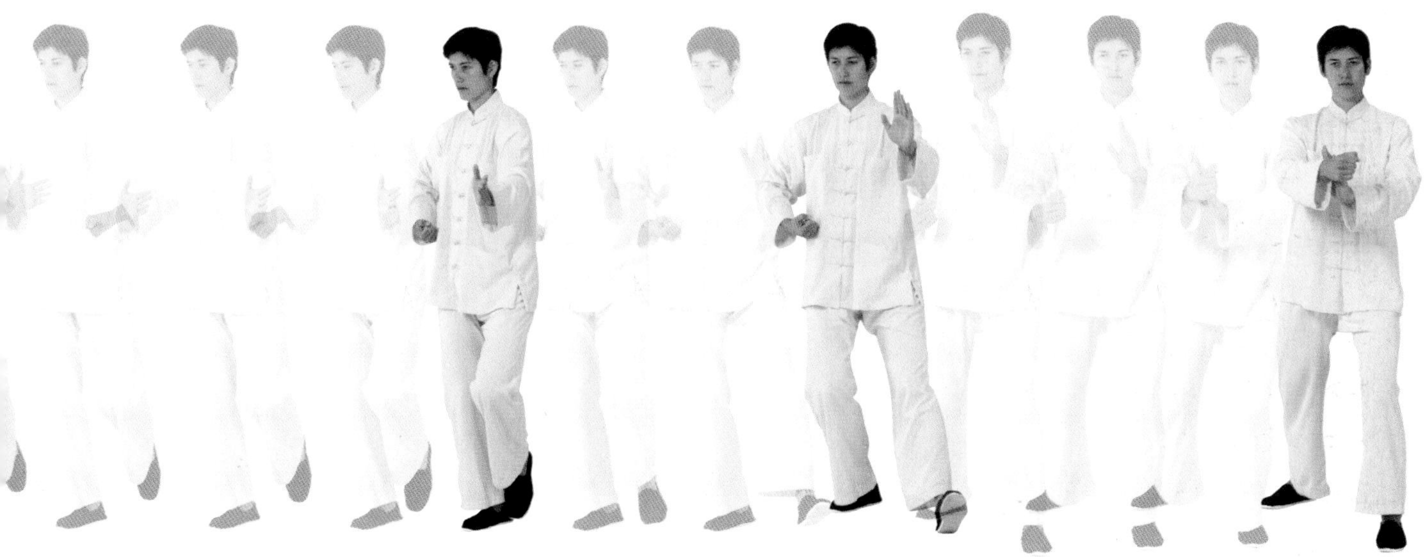

● Le poing droit pivote alors dans le sens des aiguilles d'une montre ; la paume se retrouve ainsi face au ciel, à côté de la hanche droite. Achevez simultanément la rotation du corps vers le nord-ouest.

● Dirigez maintenant vers l'ouest le talon gauche et la paume de la main gauche. Portez le regard dans la même direction.

● À présent, plaquez le pied gauche au sol et transférez le poids du corps vers l'avant, en posture d'Arc. Alors que le poing gauche frappe l'air devant vous (l'ouest), il pivote de sorte que son « œil » regarde le ciel.

● Le coude droit est légèrement plié. Abaissez la paume de la main gauche face au poignet droit.

pivotez au nord-ouest ▶

pivotez vers l'ouest ▶

posture 22

fermeture apparente

Détendez tout le corps, en particulier les épaules et les paumes des mains. Notez bien que les paumes pivotent vers le bas au moment où vous les ramenez vers les épaules – on attend souvent trop tard pour effectuer cette rotation. Lorsque vous transférerez le poids du corps sur le pied droit, évitez de trop vous appuyer sur lui et n'oubliez pas de pousser les paumes vers le sol.

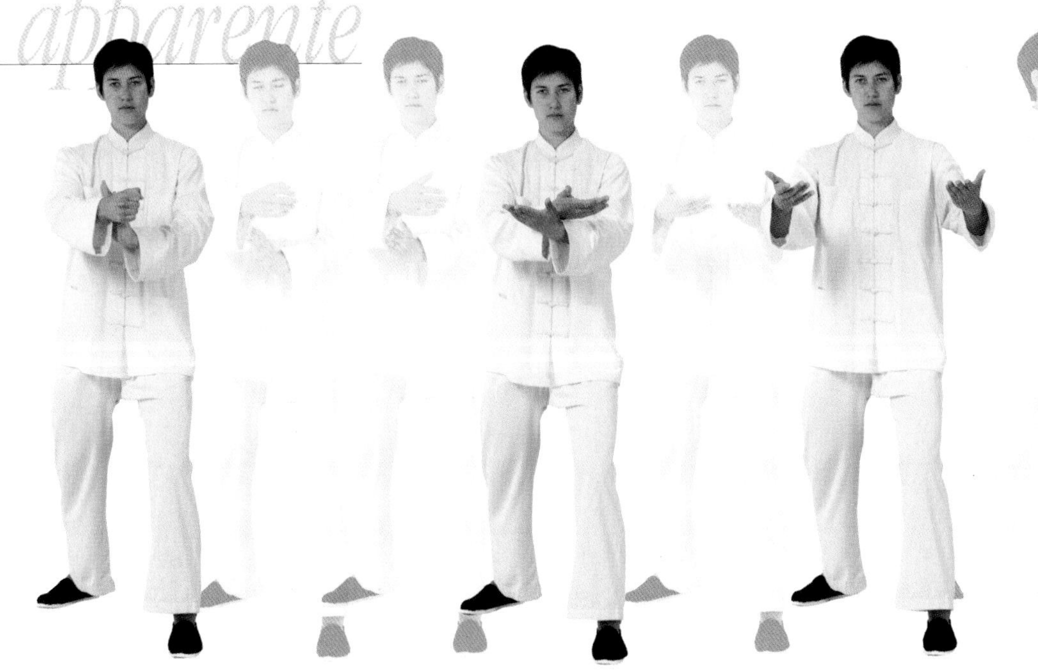

● Le poids du corps vers l'avant, sur le pied gauche, effleurez l'intérieur du poignet droit du bout des doigts de la main gauche. Les paumes pivotent vers le ciel.

● Les poignets sont croisés. Les doigts pointent vers l'extérieur, en diagonale.

● Écartez les mains d'une largeur d'épaules, paumes toujours vers le ciel.

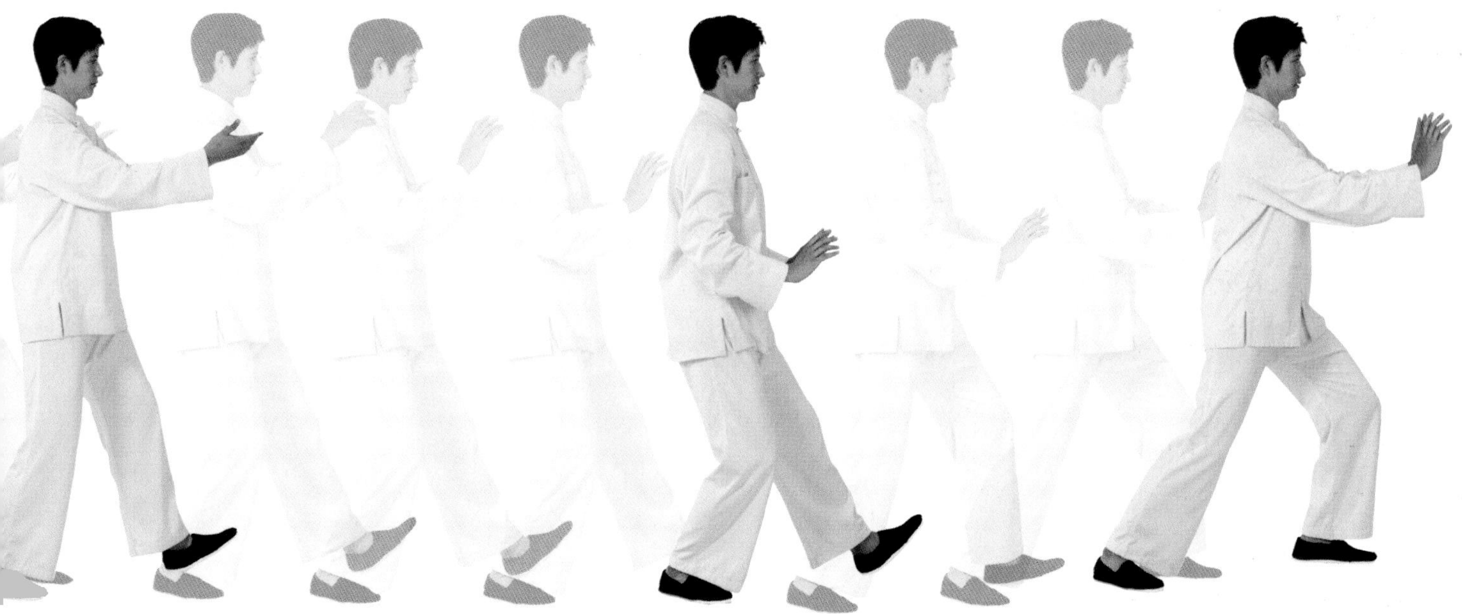

● Basculez sur l'arrière : le poids du corps passe sur le pied droit et le gros orteil du pied gauche se soulève. Approchez légèrement les mains de la poitrine ; à mi-chemin, tournez les paumes vers le bas.

● Poussez maintenant les mains vers le bas tout en finissant de basculer vers l'arrière. En fin de mouvement, les paumes se trouvent à hauteur de la taille, poignets légèrement fléchis.

● Transférez progressivement le poids du corps vers l'avant, tout en vous mettant à pousser les mains loin de vous, vers le haut. Les mains s'incurvent, comme si elles repoussaient un gros ballon.

● Prenez tout à fait appui sur le pied gauche, tout en levant progressivement les mains à hauteur des épaules. La rotule gauche est à la verticale des orteils. Vous êtes alors en posture d'Arc.

posture 23 croiser les mains

Dans cet exercice, vous pivoterez à deux reprises sur l'un des talons : d'abord le gauche, puis le droit. Le mouvement latéral de la main gauche sera moins marqué (plus lent) que celui de la droite – surveillez la coordination de ces deux gestes.

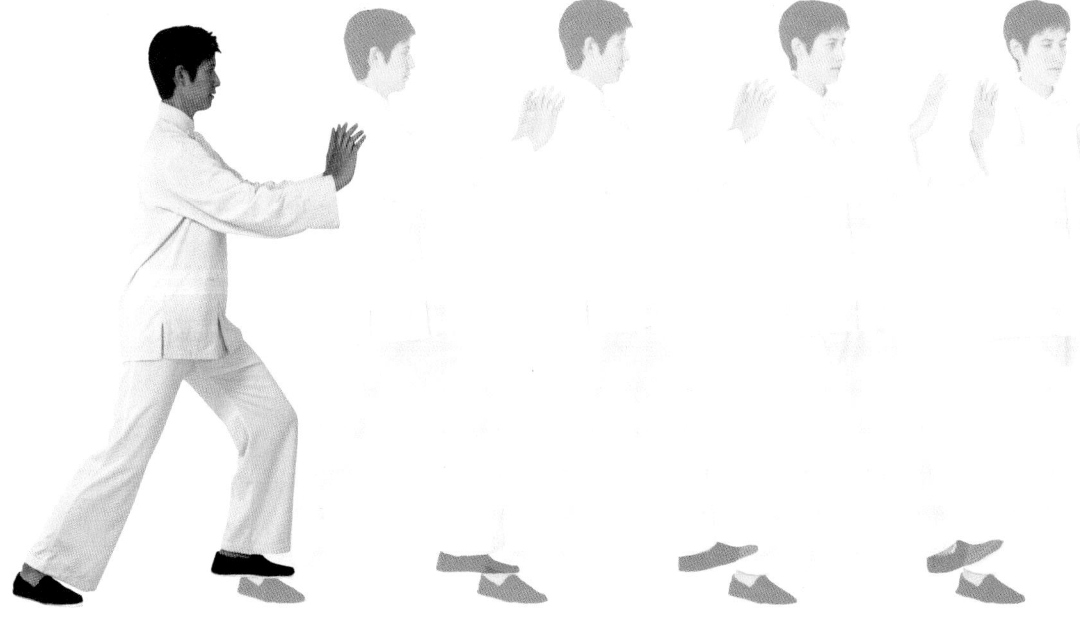

● La répartition du poids du corps est la suivante : 2/3 sur la jambe avant, 1/3 sur la jambe droite. Fixez le regard droit devant vous.

● Transférez le poids du corps en arrière, de façon à vous reposer sur la jambe droite. Relevez légèrement la pointe du pied gauche.

● Pivotez sur le talon gauche pour vous tourner vers la droite. Le regard, toujours fixé droit devant vous, accompagne la rotation du corps.

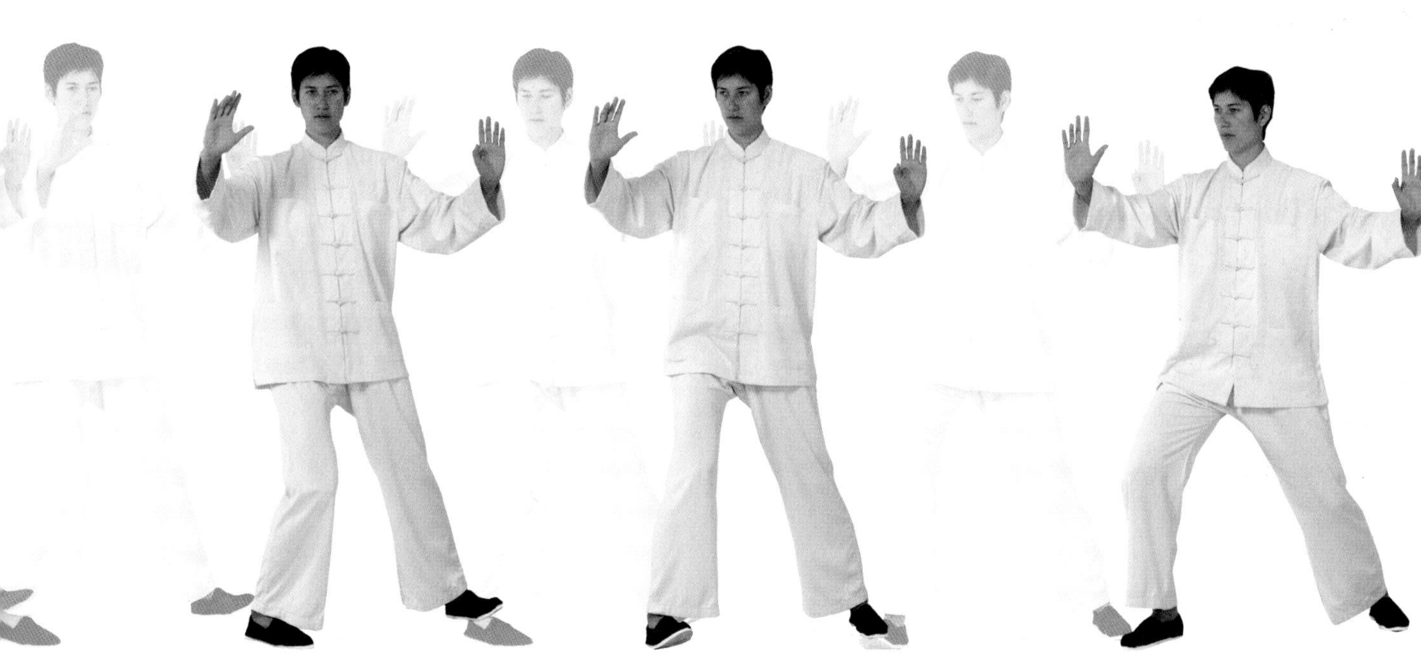

● Reposez les orteils du pied gauche au sol alors que vous soulevez ceux du pied droit, que vous dirigez vers le nord-est. Le corps change ainsi d'appui.

● Plaquez maintenant les orteils du pied droit au sol et tournez la tête vers la droite, face au nord-est.

● Tandis que vous pivotez vers le nord-est, les bras accompagnent le mouvement du corps, parallèlement au sol. Comme le bras gauche se déplace plus lentement que le droit, l'écart entre les deux bras s'élargit.

● Reposez-vous plus encore sur la jambe droite, en vous assurant que le genou est dans l'alignement du pied, pointé vers le nord-est. En fin de mouvement, le bras droit désigne le nord-est, le gauche le nord/nord-ouest.

posture 23 bis

croiser les mains

Quand vous abaisserez les mains, évitez de vous pencher en avant. Tournez les orteils du pied droit bien à l'intérieur (vers le nord-ouest, ou seulement au nord) pour éviter que le pied droit ne « saute » lorsque vous le ramènerez près du gauche ; plus la jambe gauche sera solide, moins vous vous exposerez à ce risque.

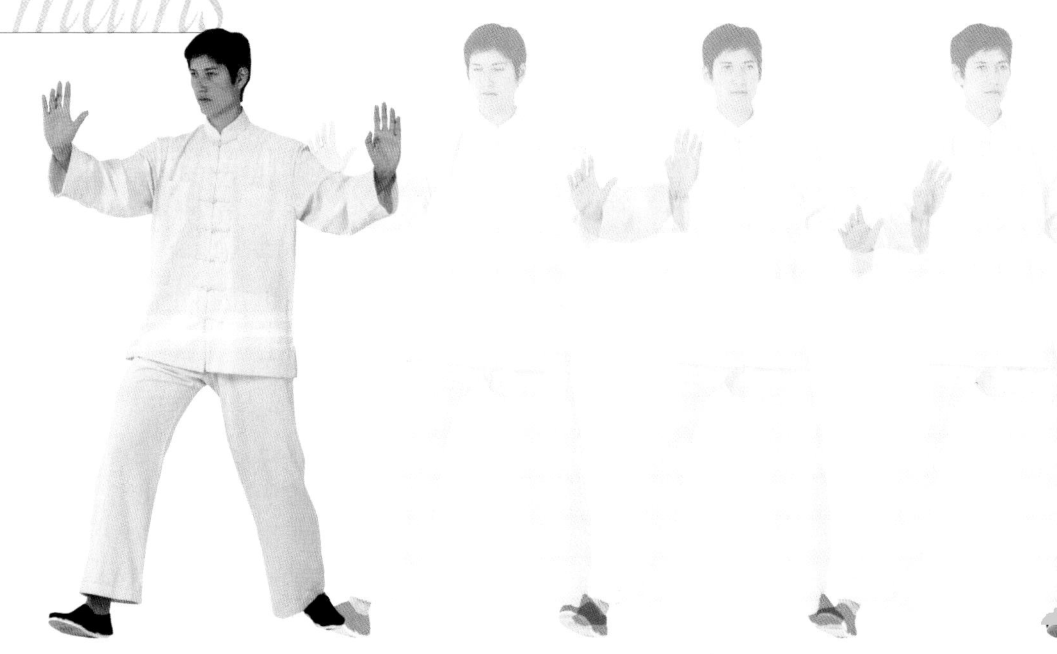

- Transférez le poids du corps vers l'arrière, sur le pied gauche, tout en soulevant la pointe du pied droit qui va pivoter vers l'intérieur.
- Dans le même temps, commencez à baisser les mains et à vous tourner vers la gauche.
- Continuez de baisser les mains en un mouvement ample et circulaire ; en fin de parcours, le poignet gauche est devant le poignet droit. Les deux paumes sont tournées vers vous.

face au nord-est ▶ ▶ ▶

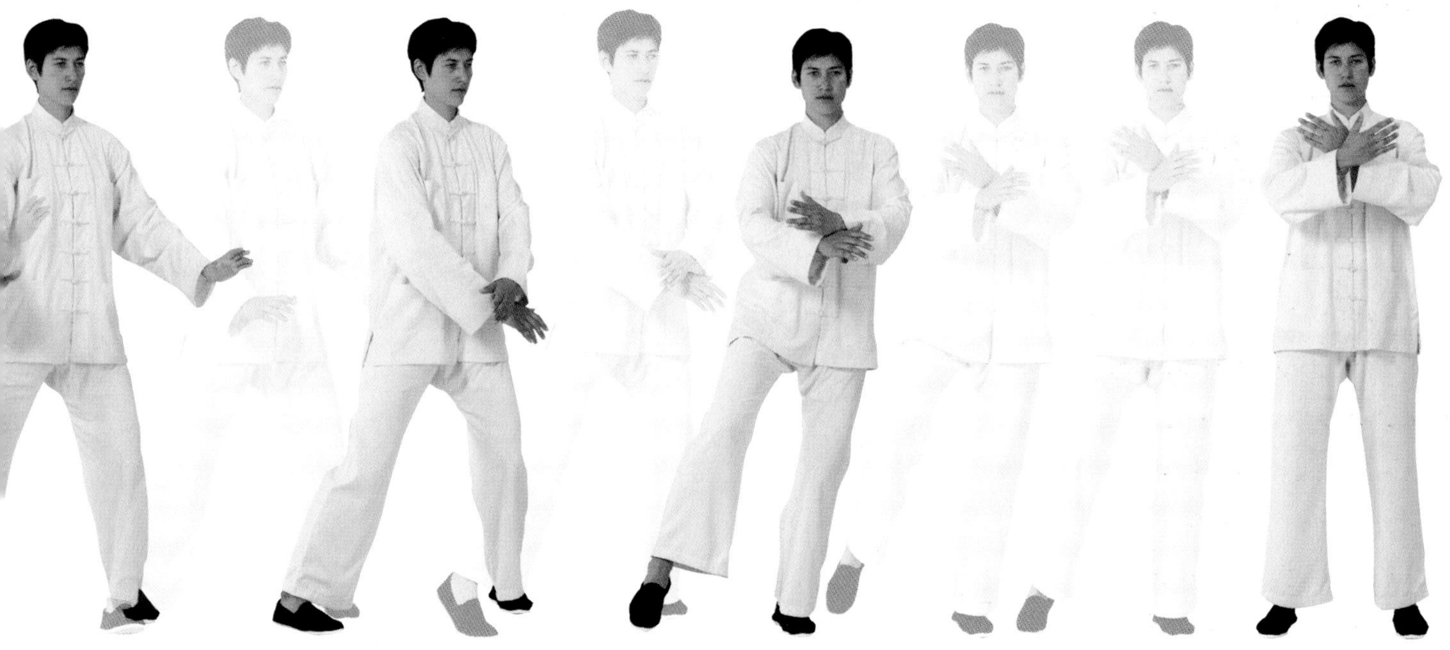

● Le poids du corps toujours sur le pied gauche, poussez sur les orteils du pied droit et soulevez le pied en arrière, à une distance équivalente à une largeur d'épaule. Évitez que le pied « saute » vers l'intérieur.

● Pendant ce temps, levez lentement vos mains croisées et pivotez vers le nord.

● Au moment où les mains commencent leur ascension, le pouce droit passe sous le poignet gauche ; ainsi, lorsque les mains arriveront à hauteur de poitrine, paumes vers vous, la main droite sera à l'extérieur.

● En fin de mouvement, vous vous trouvez face au nord, les mains croisées au niveau des poignets, en haut de la poitrine, paumes vers vous.

pivotez au nord-ouest ▶

pivotez vers le nord ▶

posture 24

fermeture et fin de l'enchaînement

Détendez-vous de la tête aux pieds. Si le sinciput tire vers le ciel, les épaules sont le plus possible baissées. Les poignets, les paumes et les doigts évoluent en totale souplesse. Relâchez également la nuque – lorsqu'on place les mains devant soi, on a tendance à la contracter. Respirez profondément, relaxez-vous. Lorsque vous amorcerez la descente des mains, pliez légèrement les poignets.

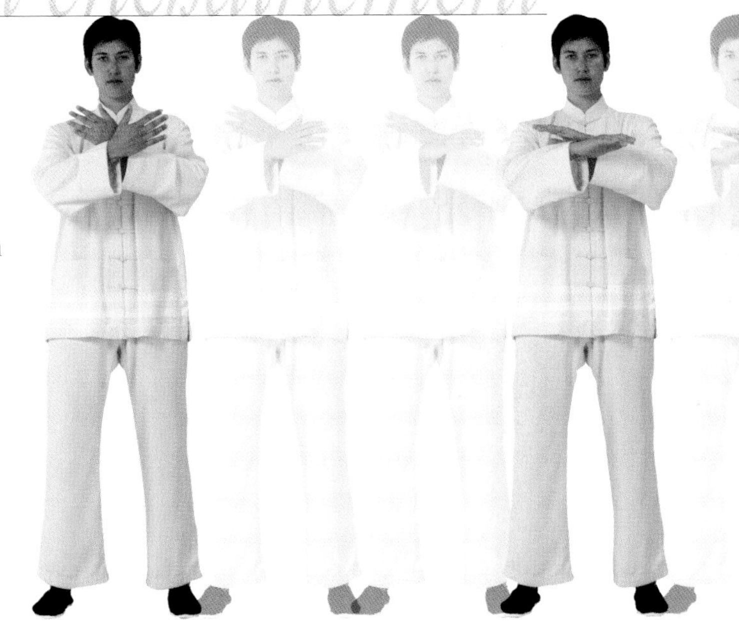

● Les pieds distants d'une largeur d'épaules, le dos droit, fixez le regard droit devant vous.

● Tournez lentement les paumes vers le sol. La main gauche vient se placer au-dessus de la droite. Les deux mains restent comme liées aux poignets.

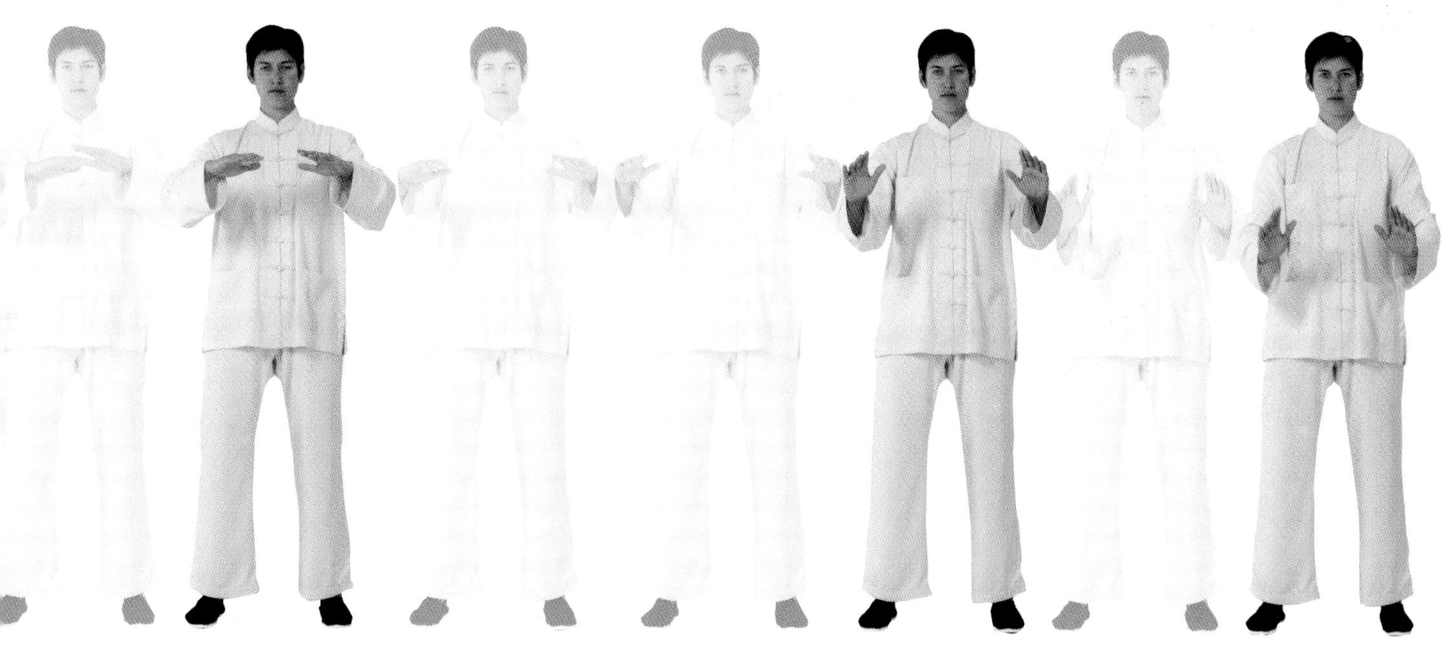

● Séparez lentement les mains d'une largeur d'épaules. Durant ce mouvement, veillez à garder les épaules bien alignées.

● Concentrez-vous sur votre colonne vertébrale, qui demeure rectiligne, comme si vous étiez suspendu par un fil accroché au sinciput. Cela vous aidera à conserver la nuque droite et préviendra les tensions.

● Une fois les mains écartées, abaissez les coudes. Les mains suivent le mouvement.

● Au début de ce geste, les doigts pointent vers le ciel. Les poignets sont légèrement pliés mais souples.

posture 24 bis

fermeture et fin de l'enchaînement

Cet mouvement final fait vraiment écho au tout premier, le Pas de côté. Une fois que les mains pendent le long du corps, vous devez sentir que les pieds soutiennent tout votre poids. Soyez attentif au transfert de poids sur le pied droit : une seconde avant de décoller du sol les orteils du pied gauche, ayez conscience que tout votre poids repose sur le pied droit. Visualisez la ligne verticale reliant le sinciput au pied droit, cela facilitera l'alignement de la colonne vertébrale.

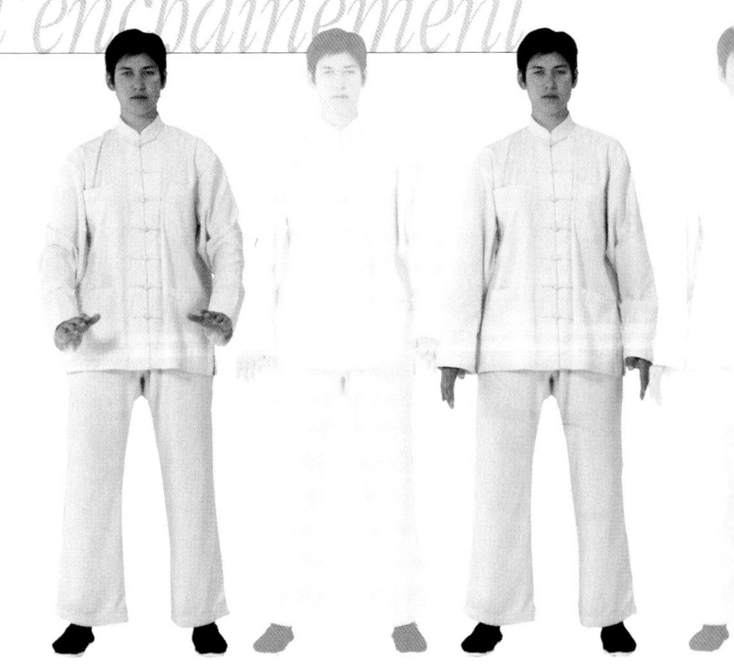

● Abaissez les mains, le bout des doigts, jusqu'à ce que les paumes soient tournées vers les cuisses, le majeur parallèle à la couture du pantalon.

● Les doigts pointent vers le sol. L'ensemble du corps est totalement souple et détendu.